Dominik Seitz

Herausforderung Demenz

Wie kann die Diskrepanz
zwischen Pflegebedarf und -angebot
adäquat gelöst werden?

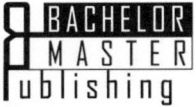

Seitz, Dominik: Herausforderung Demenz. Wie kann die Diskrepanz zwischen Pflegebedarf und -angebot adäquat gelöst werden?. Hamburg, Bachelor + Master Publishing 2016

Originaltitel der Abschlussarbeit: Herausforderung Demenz. Wie kann die Diskrepanz zwischen Pflegebedarf und -angebot adäquat gelöst werden?

Buch-ISBN: 978-3-95820-498-0
PDF-eBook-ISBN: 978-3-95820-998-5
Druck/Herstellung: Bachelor + Master Publishing, Hamburg, 2016
Zugl. Universität Bayreuth, Bayreuth, Deutschland, Bachelorarbeit, Juli 2014

Bibliografische Information der Deutschen Nationalbibliothek:
Die Deutsche Nationalbibliothek verzeichnet diese Publikation in der Deutschen Nationalbibliografie; detaillierte bibliografische Daten sind im Internet über http://dnb.d-nb.de abrufbar.

© Bachelor + Master Publishing, Imprint der Diplomica Verlag GmbH
Hermannstal 119k, 22119 Hamburg
http://www.bachelor-master-publishing.de, Hamburg 2016
Printed in Germany

Inhaltsverzeichnis

Abkürzungsverzeichnis

BMG	Bundesministerium für Gesundheit
BPSD	behavioural and psychological smyptoms of dementia
bzw.	Beziehungsweise
ggfs.	gegebenenfalls
ICD-10	International Classification of Dieseases, 10th revision
ICN	International Council of Nurses
MDK	Medizinischer Dienst der Krankenversicherung
OECD	The Organisation for Economic Co-operation and Development
z. B.	zum Beispiel

Abbildungsverzeichnis

Tabellenverzeichnis

1. Einleitung

In den vergangenen Jahrzehnten ist die Lebenserwartung in Deutschland sukzessive angestiegen. Ein weibliches Neugeborenes hat in Deutschland heute eine Lebenserwartung von 82,5 Jahren, ein männliches Neugeborenes eine Lebenserwartung von 77,3 Jahren. Diese erhöhte Lebenserwartung stellt einen Zugewinn an Lebensqualität dar. Jedoch geht zunehmendes Alter auch mit erhöhten Erkrankungswahrscheinlichkeiten einher. Dies gilt für demETielle Erkrankungen insbesondere ab dem 65. Lebensjahr.[1] Folglich wird die Zahl demenTiell veränderter Menschen in Deutschland drastisch zunehmen. Neben dieser rein quantitativen Einschätzung ist auch der qualitative Aspekt, dass Menschen mit Demenzsyndrom eine aufwendige und fachgerechte Pflege benötigen, zu berücksichtigen. DementielLe Erkrankungen haben chronisch degenerativen Charakter, gehen mit fortschreitender Progredienz in hohem Maße mit Pflegebedürftigkeit einher und sind zum aktuellen Zeitpunkt nicht kausal behandelbar. Es existieren weder Therapien zur Prävention noch zur Heilung der Erkrankung. Trotz intensiver Bemühungen der Forschung scheint auch in absehbarer Zukunft kein Durchbruch bei der Behandlung dementieller Erkrankungen in Sicht. Da sich die Krankheit nicht verhindern lässt und qualitative Prognosen von stark zunehmenden Zahlen an Erkrankten ausgehen, stellt die Betreuung und Pflege von Menschen mit Demenz eine der zentralen bevorstehenden Herausforderungen der Gesellschaft dar.[2]

1.1 Demographie und Demenz

Die steigende Lebenserwartung repräsentiert jedoch nur einen Aspekt des Demographischen Wandels. Neben der erhöhten Lebenserwartung führen abnehmende Geburtenzahlen zusätzlich zu einer Erhöhung des Altenquotienten. Somit stehen relativ gesehen immer weniger Personen im erwerbsfähigen Alter älteren Personen, die nicht mehr erwerbsfähig sind, gegenüber. Momentan kommen auf 100 Erwerbstätige 34 ältere Menschen. Dieser Quotient wird sich bis zum Jahr 2060 jedoch in etwa verdoppeln. In der Folge wird nicht nur die Finanzierung sozialer Versicherungen über das Umlageverfahren kritisch hinterfragt, es kommt auch zu einem Missverhältnis zwischen Pflegebedürftigen und potenziellen Pflegekräften. Die Zahl der benötigten Pflegekräfte wird in Zukunft wegen des vermehrten Auftretens von dementiellen Erkrankungen ansteigen, die Zahl der potenziell zur Verfügung stehenden Pflegenden nimmt jedoch, sowohl relativ als auch absolut gesehen, in Zukunft ab, da Geburtenraten rückläufig sind und die Gesamtbevölkerung schrumpfen wird.[3]

---

[1] Vgl. Institut der deutschen Wirtschaft Köln (2012), S. 4
[2] Vgl. Kaun und Lenzen (2012), S.11 und Bartholomeyczik und Vollmar (2014), S. 13
[3] Vgl. Abholz (2004), S. 120f.

1.2 Fragestellung: Konsequenz für die Pflege

Die steigende Zahl der Menschen mit dementiellen Syndrom auf der einen und die sinkende Zahl potenzieller Pflegekräfte auf der anderen Seite führen zu der Fragestellung, ob eine würdevolle und dem Anspruch unserer Wohlstandsgesellschaft angemessene Versorgung Demenzkranker in Zukunft gewährleistet werden kann. Diese Arbeitet beschäftigt sich mit den Auswirkungen der steigenden Zahl von dementen Personen auf die Pflege und der daraus resultierenden Fragestellung wie die Diskrepanz zwischen verfügbaren Pflegekräften und Pflegebedürftigen gelöst werden kann.

1.3 Gang der Untersuchung

Hierzu sollen in Kapitel 2 die Begriffe Demenz und Pflege definiert und erläutert werden. Weiterhin werden Besonderheiten der chronischen Erkrankung Demenz in Hinsicht auf Pflege, Betreuung und entstehende Kosten hin dargestellt. In Kapitel 3 wird die Entwicklung der Pflegenachfrage mittels Daten für Prävalenz und Inzidenz des dementiellen Syndroms untersucht. Zusammen mit der Zahl aktuell Pflegebedürftiger werden daraus Prognosen für qualitative Entwicklungen von dementiellen Erkrankungen bis zum Jahr 2050 entwickelt. Anschließend werden in Kapitel 4 Prognosen für die qualitative Entwicklung der Pflegekräfte in Deutschland widergegeben und mögliche Probleme des Pflegeberufs aufgezeigt. Kapitel 5 behandelt die Zusammenführung von Pflegenachfrage und -angebot sowie den sich daraus ergebenden Engpass an Pflegekräften, der ab dem Jahr 2020 eintreten wird, wenn nicht adäquat interveniert wird. Im weiteren Verlauf werden Maßnahmen zur Begegnung der künftig entstehenden Diskrepanz zwischen Angebot und Nachfrage in der Pflege von Menschen mit dementiellen Syndrom auf ihre Wirksamkeit hin überprüft und wenn möglich qualitativ ausgewertet. Abschließend stellt Kapitel 6 eine Zusammenfassung der wichtigsten Entwicklungen im Bereich der dementiellen Erkrankungen und der Pflege sowie die Ergebnisse der untersuchten Handlungsmöglichkeiten dar. Abgerundet wird die Arbeit durch einen Ausblick auf die Problematik des drohenden Engpasses in der Pflege und einer Abschätzung über eintretende Veränderungen.

2. Grundlegendes

Für ein besseres Verständnis und eine einheitliche Begriffsverwendung sollen zu Beginn insbesondere die beiden Begriffe Demenzerkrankung und Pflege(-bedürftigkeit) definiert und erläutert werden.

2.1 Definition Demenz

Der Begriff Demenz stammt aus dem Lateinischen und kann mit "abnehmenden Geist bzw. Verstand" übersetzt werden. Heute wird Demenz als Überbegriff für mehr als 55 Krankheiten verwendet.[4] Laut Definition nach ICD-10 (International Classification of Dieseases, 10th revision) bezeichnet Demenz ein "Syndrom als Folge einer meist chronischen oder fortschreitenden Krankheit des Gehirns mit Störung vieler höherer kortikaler Funktionen, einschließlich Gedächtnis, Denken, Orientierung, Auffassung, Rechnen, Lernfähigkeit, Sprache und Urteilsvermögen."[5] Die Diagnose einer Demenz folgt dabei folgenden Kriterien:

    1a) Abnahme des Gedächtnisses und

    1b) Abnahme anderer kognitiver Fähigkeiten (z. B. Urteilsfähigkeit, Denkvermögen)

    2) Kein Hinweis auf vorrübergehenden Verwirrtheitszustand

    3) Störung von Affektkontrolle, Antrieb oder Sozialverhalten sowie

    4) Anhalten der unter 1) genannten Kriterien von mindestens sechs Monaten.

Bei allen Formen des Demenzsyndroms handelt es sich also um eine sekundäre Verschlechterung einer vorher größeren geistigen Leistungsfähigkeit. Nach ICD-10 muss neben der Verschlechterung des Gedächtnisses mindestens eine weitere intellektuelle Funktion beeinträchtigt sein. Diese Merkmale müssen länger als ein halbes Jahr andauern, ein nur zeitweiliges Vorliegen einer Verwirrung muss ausgeschlossen sein und Auffälligkeiten des Sozialverhaltens müssen vorliegen. Sobald diese Einschränkungen zu einer Beeinträchtigung der Alltagsbewältigung führen, liegt eine Demenz im Beginnenden Stadium vor.[6]

Diese Kernsymptome führen mit Fortschreiten der Krankheit zum Verlust der Fähigkeit der selbstständigen Alltagsbewältigung und folglich zu erheblichem Betreuungsaufwand.[7]

2.1.1 Formen

Allen Demenzerkrankungen gemein sind Beeinträchtigungen der intellektuellen Fähigkeiten und der Gedächtnisleistung. Die Ursachen für dieses Syndrom können unterschiedlicher Natur sein.

---

[4] Vgl. Radmann in Kastner und Löbach (2010), S. 17f.
[5] Vgl. Krollner (2014), S. 1
[6] Vgl. Förstl (2009), S. 3ff
[7] Vgl. Sauerbrey-Merkel (2013), S. 25

Die bekannteste Form der Demenzkrankheit stellt die Alzheimer-Demenz dar, die im Volksmund oftmals mit dem Überbegriff der Demenz gleichgesetzt oder verwechselt wird. Tatsächlich ist sie aber nur eine von drei Formen der Demenzerkrankungen.

Mit 70% der Erkrankungen stellt die Alzheimer-Demenz die häufigste Form der Demenz dar und soll deshalb im Folgenden auch vorwiegend behandelt werden. Hierbei wird bislang davon ausgegangen, dass Eiweißablagerungen in bestimmten Hirnregionen die Symptomatik auslösen.[8] Die zweithäufigste Form eines Demenzsyndroms wird als vaskuläre Demenz bezeichnet und hat eine Prävalenz von 20%. Deren Ursachen liegen in Durchblutungsstörungen des Gehirns, Vitaminmangelzuständen oder chronischen Vergiftungserscheinungen begründet.[9] Die dritte Form der Demenz soll hier als Überbegriff für weitere Erscheinungsformen, wie Lewy- Body- Demenz, Frontotemporale Demenz und Mischdemenzen dienen, die aufgrund ihrer geringen Prävalenz nicht weiter ausgeführt werden.[10] Allen Formen einer Demenz ist dabei gleich, dass Defizite in der Erforschung der Ursachen und somit auch bei der frühzeitigen Diagnosestellung bestehen.[11]

2.1.2 Verlauf

Auch der Verlauf der verschiedenen Formen der Demenz kann unterschiedlicher Natur sein. Je nach Erkrankungsursache und Alter des Betroffenen kann die Erkrankung degenerativ verlaufen, sich jedoch auch teilweise oder ganz zurückbilden.[12]

Die Alzheimer`sche Erkrankung ist durch einen schleichenden degenerativen Prozess gekennzeichnet und entwickelt sich über mehrere Jahrzehnte symptomlos, ehe die fortschreitende Symptomatik ein Erkennen der Erkrankung zulässt.

Die Progredienz der Alzheimer-Demenz soll hier als häufigste Demenzform exemplarisch dargestellt werden. Der Verlauf anderer Formen der Erkrankung ist meist ähnlich, lässt sich aber nicht unmittelbar auf alle übertragen. Während die Alzheimer Demenz kontinuierlich schleichend voranschreitet, geschieht dies bei anderen Formen eher in wellenförmigen Abschnitten. Nach klinischen Auffälligkeiten wird die Alzheimer`sche Krankheit in die drei Schweregrade "Beginnendes Stadium", "Moderates Stadium" und "Schweres Stadium" eingeteilt. Diese Einteilung hilft vor allem, um die im Anschluss an die Progredienz darzustellende Pflegebedürftigkeit der Betroffenen in den verschiedenen Stadien nachvollziehen zu können.[13]

---

[8] Vgl. Wörn (2011), S. 18
[9] Vgl. Radmann (2010), S. 18
[10] Vgl. Kunz (2009) S. 12
[11] Vgl. BMG (2014c), S.1
[12] Vgl. Radmann (2010), S. 17
[13] Vgl. Braun (2009) S. 2f

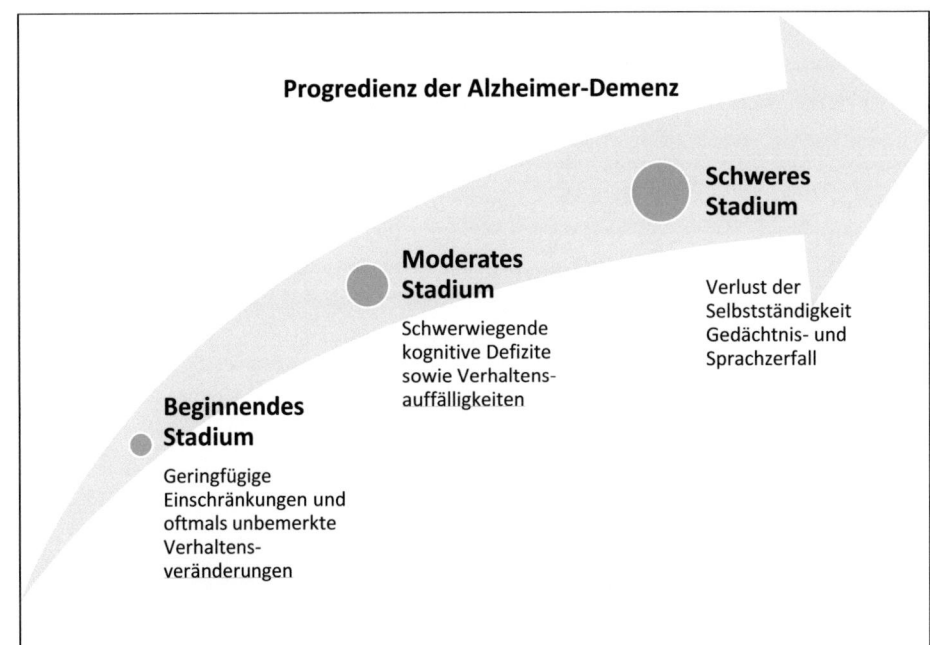

Abbildung 1: Symptomatik der Alzheimer-Demenz nach Schweregraden

Quelle: Eigene Darstellung in Anlehnung an Sauerbrey-Merkel (2013), S. 27

Im beginnenden Stadium kommt es nur zu geringen Auffälligkeiten. Aufmerksamkeitsstörungen, Stimmungsschwankungen und Vergesslichkeit führen folglich auch zu keinem akuten Pflegebedarf und können oftmals nicht trennscharf von natürlichen Alterungsprozessen abgegrenzt werden. Im moderaten Stadium hingegen sind vor allem Orientierungsstörungen und Verhaltensauffälligkeiten für eingeschränkte Selbstständigkeit und somit für erhöhten Pflegebedarf verantwortlich. So verlieren Betroffene oftmals die Fähigkeit zur eigenen Körperpflege oder sich außerhalb der gewohnten Umgebung zurecht zu finden. Im schweren Stadium geht der Pflegedarf dann durch den vollständigen Verlust der Selbstständigkeit, Inkontinenz, Sprach- und Gedächtniszerfall in Pflegeabhängigkeit über und ist oftmals nicht mehr von pflegenden Angehörigen zu bewältigen.[14] Vielmehr endet ein schweres Stadium einer Demenz häufig in stationärer Langzeitversorgung und somit auch in starken Belastungen des Sozial- und Gesundheitssystems.[15] Mit Fortschreiten des Demenzsyndroms flüchten sich Erkrankte vielmals in weit entfernte Erinnerungen aus der Vergangenheit, da diese Erinnerungen für sie das einzige vollständige Bild von sich selbst und ihrer Umgebung beinhalten. Auch können rationale Erklärungen pflegender Angehöriger von dementen Personen nicht nachvollzogen werden, da sie nicht ihrer Vorstellung der Realität entsprechen. Gerade dieser Aspekt des Flüchtens der Betroffenen in eine eigene Welt stellt für Pflegende eine besondere Herausforderung und psychische Belastung dar. Gene-

---

[14] Vgl. Sauerbrey-Merkel (2013), S. 27 und Christen et al (2010), S. 30ff.
[15] Vgl. Förstl (2003), S. 231f.

rell lässt sich das Verhalten Demenzkranker mit Kompensationsstrategien, Fassadenverhalten, Bagatellisieren, Vermeidungsstrategien und Projektionen auf die Umwelt erklären, wodurch immer versucht wird von den eingetretenen Defiziten abzulenken, auch wenn diese von den Erkrankten selbst noch bewusst wahrgenommen werden.[16]

Für eine verbesserte Einschätzung des Pflegeaufwandes existieren neben der Einteilung der Erkrankung in die drei Stadien eine Reihe weiterer standardisierter Verfahren. Dazu zählen insbesondere der Global Deterioration Scale nach Reisberg und das Clinical Dementia Rating nach Berg. Dabei erfolgt die Einteilung in sieben bzw. in fünf Stadien, wobei dies im Grunde genommen nur einer Erweiterung der Einteilung in die drei oben genannten Schweregrade entspricht.[17]

Zur genauen Bestimmung des Zeitpunktes ab dem ein Demenz-Betroffener die Kriterien zur Erlangung einer Pflegestufe erreicht, werden meist Pflegetagebücher verwendet. Diese dienen dem Medizinischen Dienst der Krankenversicherung (MDK), der zuständig ist für die Pflegestufenzuerkennung, vor allem dazu, die tatsächlich benötigte körperliche Pflege von der hauswirtschaftlichen Unterstützung abzugrenzen.[18] Um den Eintritt der Pflegebedürftigkeit hinauszuzögern, werden eine Reihe von Maßnahmen diskutiert, deren Wirksamkeit jedoch nur in seltenen Fällen evidenzbasiert belegt ist.[19]

2.1.3 Ätiologie, Therapie und Risikofaktoren

Betrachtet man die Ätiologie, also die Ursachen einer Erkrankung, so kann noch einmal zwischen primären und sekundären Demenzen unterschieden werden. Mit einem Anteil von etwa 10% sind die sekundären Demenzen nur für einen geringen Teil der Erkrankungen ursächlich. Ihnen liegen vordergründig kardiovaskuläre Erkrankungen, Schilddrüsenprobleme oder Enzephalitiden zugrunde. Die Demenzerkrankung hat ihren Ursprung also in anderen Krankheitsbildern. Bei dieser Form des Demenzsyndroms sind kognitive Störungen, bei erfolgreicher Behandlung der Grunderkrankung, reversibel.[20] Primäre Demenzen hingegen treten mit einem Anteil von etwa 90% auf und haben hirnorganische Ursachen. Dazu zählen neurodegenerative und vaskuläre Demenzformen.[21] Deren Schäden sind irreversibel, da bis zum heutigen Zeitpunkt keine kausalen Maßnahmen zur Heilung der Krankheit bekannt sind. Medizinische sowie nicht-medizinische Therapien zielen somit primär auf eine Stabilisierung des momentanen Krankheitszustands bzw. auf eine Verlangsamung des Fortschreitens der Erkrankung ab.[22] Deshalb wird verstärkt auf Therapien vor dem klinischen Auftreten gesetzt, also bei Menschen die noch nicht das Vollbild eines Demenzsyndroms, aber bereits leichte kognitive Einschränkungen aufweisen. Nach Schätzungen erkranken 10 bis 15% dieser Gruppe innerhalb eines Jahres an einer Demenz. Um der Schwierigkeit zu begegnen, diese Risikopatienten zu identifizieren, wird

---

[16] Vgl. Deutsches Zentrum für Altersfragen (2002), S. 214
[17] Vgl. Kastner, Löbach (2010), S. 56ff. für eine detaillierte Darstellung der verschiedenen Verfahren
[18] Vgl. Kastner, Löbach (2010), S. 59f.
[19] Vgl. Gogia (2014), S. 127ff.
[20] Zum Teil werden nicht-degenerative Demenzformen noch zu den primären Demenzen gezählt. Ihnen fehlt allerdings das Merkmal der Progredienz. Für weitere Ausführungen vgl. Kastner, Löbach (2010), S. 9f.
[21] Vgl. Sauerbrey-Merkel (2013), S. 26
[22] Vgl. Kunz(2009), S. 14

auf Biomarker zurückgegriffen. Diese biologischen Marker helfen beim lebenden Menschen bestimmte Substanzen in Blut oder Rückenmarksflüssigkeit nachzuweisen und ermöglichen folglich eine Frühdiagnostik. Eine besondere Rolle kommt dabei niedergelassenen Allgemeinärzten zu, da sie oftmals regelmäßigen Kontakt zu älteren Personen haben und somit eine wichtige Rolle bei der frühzeitigen Diagnosestellung, Beratung und Begleitung im Krankheitsverlauf innehaben.[23] Auch wenn derzeit (noch) keine kausalen Behandlungsoptionen zur Verfügung stehen, erscheint es dennoch zum Teil sinnvoll, Biomarker zur Frühdiagnostik einzusetzen. Denn nur durch eine frühe Diagnose können sich Betroffene und Angehörige ausreichend mit der Erkrankung beschäftigen, sich darauf vorbereiten und entsprechende Vorkehrungen zur weiteren Lebensplanung treffen.[24] Jedoch würde dieses Verfahren im Sinne eines Screenings enorme Kosten aufgrund der Vielzahl der Risikopatienten verursachen. Somit bleibt abzuwägen, ob im Einzelfall eine Überprüfung auf ein Demenzsyndrom sinnvoll ist.[25]

Weitere therapeutische Maßnahmen können die Verminderung der Begleitsymptome oder die Entlastung der Angehörigen beinhalten. In wissenschaftlichen Untersuchungen werden weiterhin eine Verzögerung der Heimaufnahme oder eine Verringerung der Behandlungskosten als Therapieziele genannt.

Um diesen heterogenen Therapiezielen Rechnung zu tragen, hat sich in der Praxis ein Gesamtbehandlungskonzept, bestehend aus multiprofessionellen Komponenten, durchgesetzt. Dazu zählen vor allem eine medikamentöse und nichtmedikamentöse Behandlung sowie Beratung der Angehörigen in Angelegenheiten des Wohnraums, der Pflegeversicherung und rechtlichen Fragen. Weiterhin werden alle Beteiligten bei Problemfällen zur Lösungsfindung miteinbezogen. Dazu zählen Erkrankte, Pflegende, Angehörige, Ärzte, Therapeuten und Seelsorger. Nur so scheint eine individuelle, ganzheitliche, die Würde respektierende und Autonomie berücksichtigende Pflege der Demenzkranken möglich.[26] Eine weitere vielversprechende Therapie stellt der person-zentrierte Ansatz nach Kitwood dar. Dieser Ansatz ist enger als das Gesamtbehandlungskonzept gefasst, versucht dafür in hohem Maße den Ansprüchen des Erkrankten gerecht zu werden. Das Ziel besteht dabei insbesondere in der Verbesserung des Wohlbefindens demenzkranker Personen. Dem subjektiven Wohlbefinden werden dabei vier Zustände zu Grunde gelegt, die Grundlage des menschlichen Wohlbefindens widerspiegeln:

- das Gefühl wertgeschätzt zu werden,

- das Gefühl etwas tun zu können,

- das Gefühl sozial kontaktfähig zu sein,

- und das Gefühl von Hoffnung und Vertrauen zu erleben.[27]

Dies soll durch eine spezielle Berücksichtigung der sozialen und psychologischen Einschränkungen der Krankheit und einer Einbeziehung der Erkrankten in Entscheidungen statt einer Bevormundung

---

[23] Vgl. Brumer (2011), S. 198
[24] Vgl. Flöel (2012), S. 29f.
[25] Vgl. Sütterlin (2011), S. 73f.
[26] Vgl. Christen et al (2010), S. 151ff.
[27] Vgl. Held (2013), S. 16f. und Kitwood (2013), S.25ff.

geschehen. Hierzu ist allerdings ein Umdenken von traditioneller medizinischer Pflege, die wegen der Irreversibilität der Krankheit als pessimistisch ausgerichtet gilt, auf einen person-zentrierten Ansatz, der auf Grund der Berücksichtigung des Wohlbefindens als optimistisch gilt, notwendig.[28] Jedoch ist durch Evidenz nicht zu belegen, welche Form der Pflege zu präferieren ist, da die Qualität der Demenzpflege nicht eindeutig quantifizierbar ist. Verschiedene Kriterien wie Anzahl verabreichter Medikamente, Zufriedenheit der Betroffenen oder deren Gesichtsausdruck können nur Anhaltspunkte liefern, allerdings nicht klar für oder gegen eine Form der Demenzpflege sprechen.[29]

Spezifische Therapiemethoden können hier für keinen der beiden Ansätze gegeben werden, da die Therapie der verschiedenen Demenzformen sich zu heterogen gestaltet. Selbst innerhalb der Gruppe der Alzheimer-Demenz ist die Therapie so stark von der individuellen Situation des Erkrankten abhängig, dass keine allgemeingültigen Aussagen getroffen werden können. Stattdessen müssen alle Bemühungen an den Bedürfnissen des Einzelnen ausgerichtet werden. Entsprechend wichtig sind professionelle Diagnose, Therapie und Pflege.[30]

Dennoch gibt es eine Reihe nicht-medikamentöser Therapieansätze, die sowohl den Erkrankten als auch den Angehörigen helfen sollen. Dazu zählt die Patientenführung oder auch Psychoedukation genannt. Ziel psychoeduktiver Maßnahmen ist es, allen Beteiligten die Erkrankung verständlich zu machen und somit auf emotionaler Ebene für Entlastung zu sorgen. Kognitive Verfahren und ergotherapeutische Maßnahmen sollen dazu beitragen, Gedächtnisfunktionen und Alltagsfähigkeiten der dementiell Erkrankten länger aufrecht zu erhalten. Darüber hinaus besteht eine Vielzahl künstlerischer Therapien, denen eine positive Wirkung auf die Verzögerung der Progredienz der Krankheit zugeschrieben werden.[31]

Aufgrund des häufigen Auftretens werden vor allem die primären Demenzen, wozu auch die Alzheimer-Demenz zählt, behandelt.[32] Obwohl man die Ursachen einer primären Demenz medizinisch (noch) nicht eindeutig klären kann und folglich auch kein Heilverfahren bekannt ist, so gibt es doch eine Reihe von heterogenen Faktoren, die das Risiko einer Erkrankung deutlich zu erhöhen scheinen.[33] Dabei geht man nicht davon aus, dass ein einzelner Risikofaktor zu einer Erkrankung an einem dementiellen Syndrom führt, sondern vielmehr ein Zusammenspiel aus einer Vielzahl von Faktoren das Entstehen einer Demenz hervorruft. Zu den Risikofaktoren zählen niedrige Schulbildung, fettreiche Ernährung, Rauchen oder verstärkter Alkoholkonsum, chronischer Stress, Bluthochdruck und insbesondere zunehmendes Alter, erbliche Veranlagung sowie Trisomie 21.[34] Diese Risikofaktoren lassen sich in beeinflussbare und nicht beeinflussbare Risiken einteilen. Den wichtigsten nicht beeinflussbaren Faktor stellt das Altern dar. Nach dem 65. Lebensjahr verdoppelt sich alle fünf Jahre die Wahr-

---

[28] Vgl. Kuhn, Verity (2012), S. 53f.
[29] Vgl. Held (2013), S. 19f.
[30] Vgl. Kastner, Löbach (2010), S. 65ff.
[31] Vgl. Flöel (2012), S. 73f.
[32] Vgl. Alzheimer´s Association (2010), S.5
[33] Vgl. Whitworth et al (2013), S. 21f.
[34] Vgl. Wörn (2011), S. 21ff. und Bickel in Förstl (2003), S. 232f.

scheinlichkeit an einem Demenzsyndrom zu erkranken. Weiterhin stellt die erbliche Veranlagung einen Risikofaktor dar. Dabei gelten Risiko-Gene wie das ApoE-Gen oder Präselin 1 und 2 als das Erkrankungsrisiko verschärfend. Ob dies tatsächlich anhand von Genen begründet werden kann oder ob gehäufte familiäre Erkrankungen aufgrund von ähnlichen Lebensstilen und somit auf Basis beeinflussbarer Risikofaktoren auftreten, kann in der Literatur nicht eindeutig beantwortet werden. Allerdings geht man davon aus, dass genetische Faktoren, allein oder im Zusammenspiel mit Umweltfaktoren, das Risiko an einem Demenzsyndrom zu erkranken, erhöhen. Zu den beeinflussbaren Risikofaktoren zählen vor allem diejenigen, die eng mit dem Lebensstil der jeweiligen Person verknüpft sind. Dazu zählen Bluthochdruck, Diabetes Mellitus, Übergewicht im mittleren Lebensalter, Fettstoffwechselstörungen, körperliche Inaktivität, chronische Niereninsuffizienz, sozioökonomischer Status und Bildungsgrad, Depressionen, chronischer psychosozialer Stress und Nikotin- und Alkoholmissbrauch. Diese Faktoren führen vor allem zu vaskulären Formen einer Demenz und stellen einen guten Ansatzpunkt für präventive Maßnahmen dar, da diese Einflüsse von jedem Einzelnen beeinflusst werden können und gut untersucht sind.[35] Dennoch greifen präventive Ansätze nicht so weit, dass Erkrankungen verhindert werden können. Dementsprechend muss man sich mit den Folgen der Erkrankung auseinandersetzen. Dazu zählt mit fortschreitender Progredienz in erheblichem Ausmaß die Pflegebedürftigkeit der Erkrankten. Um im Folgenden die Pflegebedürftigkeit und deren Auswirkungen auf Pflegekräfte und das Gesundheitssystem darzustellen, wird zunächst der Begriff der Pflege allgemein erklärt, um im weiteren Verlauf auf die Pflegebedürftigkeit einzugehen.

2.2 Definition des Pflegebegriffs

Laut International Council of Nurses (ICN) umfasst Pflege die „eigenverantwortliche Versorgung und Betreuung, allein oder in Kooperation mit anderen Berufsangehörigen, von Menschen aller Altersgruppen, von Familien oder Lebensgemeinschaften sowie von Gruppen und sozialen Gemeinschaften, ob krank oder gesund, in allen Lebenssituationen. Pflege schließt die Förderung der Gesundheit, Verhütung von Krankheiten und die Versorgung und Betreuung kranker, behinderter und sterbender Menschen ein. Weitere Schlüsselaufgaben der Pflege sind Wahrnehmung der Interessen und Bedürfnisse, Förderung einer sicheren Umgebung, Forschung, Mitwirkung in der Gestaltung der Gesundheitspolitik sowie im Management des Gesundheitswesens und in der Bildung."[36] Diese Definition beschreibt sehr gut die Bandbreite des Pflegebegriffs, der deutlich über die rein medizinische Versorgung eines Erkrankten hinausgeht. Dennoch stehen Menschen mit Gesundheitsproblemen weiterhin im Fokus. Im Mittelpunkt des pflegerischen Interesses steht dabei insbesondere die Alltagsbewältigung der Betroffenen. Diese weite Auslegung des Pflegebegriffs soll im Weiteren auch als Grundlage für die Erörterung der Besonderheiten bei der Pflege von demenzkranken Personen dienen.

---

[35] Vgl. Flöel (2013), S. 46ff.
[36] Vgl. Deutscher Berufsverband für Pflegeberufe (2014), S.1

2.1.1 Alten- und Langzeitpflege

Da es sich bei Demenzerkrankten vorrangig um ältere Personen handelt, die das 65. Lebensjahr bereits überschritten haben, ist auch die Anwendung des Begriffs der Altenpflege von besonderer Bedeutung. Laut Altenpflegegesetz Abschnitt zwei, Paragraph drei, soll die Ausbildung „Kenntnisse, Fähigkeiten und Fertigkeiten vermitteln, die zur selbstständigen und eigenverantwortlichen Pflege einschließlich der Beratung, Begleitung und Betreuung alter Menschen erforderlich sind" vermitteln.[37] Der Begriff der Altenpflege wird also ebenfalls deutlich über die rein medizinische Versorgung und Betreuung hinaus gefasst. Folglich lässt sich hier bereits erahnen, dass die Pflege, insbesondere die älterer Menschen, besonders personal- und zeitintensiv ist. Weiterhin benötigen Demenzkranke insbesondere in fortgeschrittenen Stadien der Erkrankung nicht nur eine intensive, sondern auch eine über einen längeren Zeitraum andauernde Pflege. Diese wird als Langzeitpflege tituliert und wird laut WHO beschrieben als Konstrukt bestehend aus Leistungen informeller und formaler Pflege, die dazu beitragen sollen, die Lebensqualität einer Person, die sich nicht mehr im vollen Umfang selbst versorgen kann, zu maximieren. Dabei sollen persönliche Wünsche und Vorstellungen der Pflegebedürftigen mit dem größtmöglichen Maß an Unabhängigkeit, Selbstständigkeit und Menschenwürde gewahrt werden. Die Langzeitpflege ist ein so komplexes System, da sie zuhause oder in Pflegeheimen erfolgen kann, verschiedene Gruppen bei der Bereitstellung, Finanzierung und Umsetzung der Pflege beteiligt sind, die Bedürfnissen jeden Individuums verschieden sind und viele Aufgaben und Handlungen aufeinander abgestimmt werden müssen.[38] Diese besonderen Anforderungen an die Pflege, die sich aus dem schwierigen Kompromiss zwischen Autonomie des Demenzkranken wahren und Bedürfnissen der Pflegenden und der Gesellschaft respektieren, ergibt, entstehen vor allem bei der Langzeitpflege eines dementen Menschen. Aufgrund dieser speziellen Herausforderung, ergeben sich auch die enormen physischen und psychischen Belastungen der Angehörigen und Pflegenden. Denn selbst wenn das Umfeld versucht die Autonomie des Erkrankten zu wahren, so stellt dies eine heikle Angelegenheit dar. Spätestens wenn der Betroffene seine Wünsche nicht mehr verbal oder schriftlich mitteilen kann, wird die Wahrung der Wünsche und Bedürfnisse des Erkrankten zu einer besonderen Herausforderung Hier hat sich eine Art Kompromisslösung als hilfreich erwiesen. Dabei können insbesondere technische Hilfsmittel dazu beitragen die Autonomie des Betroffenen zu wahren und dennoch den Ansprüchen von Angehörigen, Pflegenden und Gesellschaft zu entsprechen. So können technische Hilfsmittel dazu beitragen, Risiken zu minimieren und einen Teil der Verantwortung von den Schultern der Angehörigen nehmen. Beispielsweise können Sicherungen in Heizofen, Bügeleisen oder Herd zur automatischen Abschaltung führen, wenn diese länger nicht mehr benutzt werden. Des Weiteren kann intelligentes Licht, das durch Bewegungssensoren gesteuert wird, dazu beitragen, nächtliche Desorientierung und Stürze zu vermeiden.[39] Weiterhin müssen Pflegende eines Demenzkranken grundlegende Kompetenzen zur Pflege demenzkranker Menschen aufweisen und insbesondere angemessenen auf

---

[37] Deutscher Bundestag (2000), S.1
[38] Vgl. Prince et al (2013), S. 16
[39] Vgl. Sütterlin (2011), S. 58f.

das Verhalten der Erkrankten in den jeweiligen Stadien reagieren. Hierfür ist sind nicht nur Grundlagen der professionellen Pflege, sondern auch ein ausgeprägtes Verständnis und Wissen über den Verlauf eines Demenzsyndroms notwendig. Hierzu ist die Unterstützung bzw. das vollstationäre Betreuen durch professionelle Pflegekräfte insbesondere bei Fortschreiten der Krankheit hilfreich.[40]

Ein Instrument, um ein solch komplexes Aufgabensystem der Pflege eines dementen Menschen zu erstellen und zu koordinieren, stellt die Pflegeprozessplanung dar.

2.1.2 Pflegeprozessplanung

Die Planung einer jeden Form der Pflege wird als Pflegeprozess bezeichnet und lässt sich als Regelkreis mit vier Schritten darstellen.

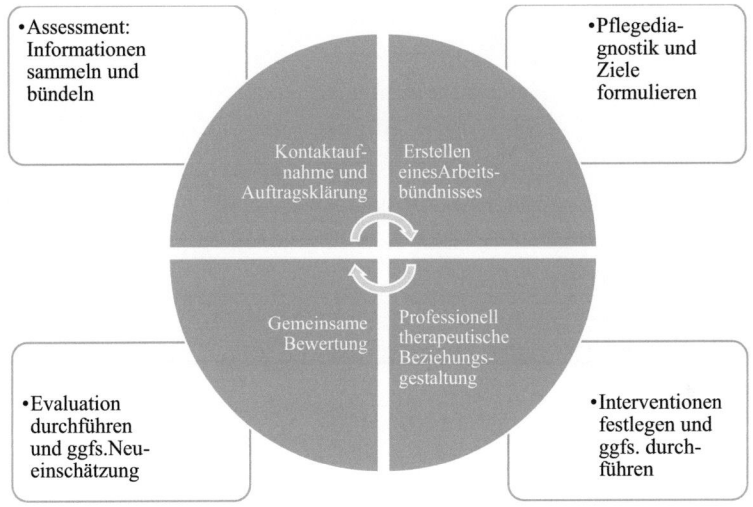

Abbildung 2: Der Pflegeprozess bei Demenz

Quelle: Eigene Darstellung in Anlehnung an Kastner, Löbach (2010)

Der Pflegeprozess stellt ein systematisches Verfahren dar, mit dessen Hilfe der Pflegebedarf abgeschätzt, die nötige pflegerische Unterstützung zugeteilt und die Wirksamkeit der Pflege überprüft werden kann. Im Mittelpunkt allen Handelns steht dabei die Beziehungsgestaltung zwischen Pflegebedürftigem und Pflegenden sowie die Problemlösung.

Den Ausgangspunkt jeglicher Planungen stellen die Kontaktaufnahme und das damit verbundene pflegerische Assessment der professionellen Pflegekraft mit dem Erkrankten dar. Damit kann der aktuelle

---

[40] Vgl. Deutsches Zentrum für Altersfragen (2002), S. 250ff. und Stechl (2012), S. 42ff. und 81ff. für weitere Ausführungen zur Berücksichtigung der verschiedenen Stadien des Erkrankten

Zustand des Erkrankten eingeschätzt und Prioritäten für die Versorgung festgelegt werden. Je nach Stadium in dem sich der Pflegebedürftige befindet, werden unterschiedliche Schwerpunkte für die Versorgung festgelegt. Dieser zweite Schritt wird als Pflegediagnostik und Zielsetzung bezeichnet. Im dritten Schritt werden allgemein Pflegemaßnahmen und speziell Leitsätze zur Beziehungsgestaltung mit Demenzkranken erarbeitet und umgesetzt. Schließlich werden die durchgeführten Maßnahmen, Zielerreichung und Zusammenarbeit überprüft, bewertet und ggf. Veränderungen festgelegt.[41]

Ein wichtiger Aspekt, der eng mit der Pflegeprozessplanung verbunden ist, ist die Planung und Gestaltung des Lebensraums und die damit zusammenhängende Auswahl unterschiedlicher Pflege- und Betreuungsformen. Hierbei handelt es sich nicht um die triviale Frage, ob der Betroffene im Heim oder zu Hause versorgt werden soll. Vielmehr gibt es inzwischen eine Vielzahl an unterschiedlichen Möglichkeiten, um eine optimale Versorgung zu gewährleisten. Die Angebote reichen von Haushaltshilfen oder Essen auf Rädern, über ambulante Pflegeleistungen bis hin zu speziellen Wohnformen für dementiell Erkrankte. Es handelt sich hierbei nicht um eine einmalige Entscheidung für ein Betreuungskonzept, sondern vielmehr kann mit Hilfe des Pflegemodells die Betreuung immer wieder an den Krankheitsverlauf angepasst werden. So kann ein Erkrankter beispielsweise zu Beginn noch von Angehörigen im eigenen Zuhause unterstützt werden, später dann zusätzliche Angebote wie Haushaltshilfen oder ambulante Pflegedienste in Anspruch nehmen, bevor die Verlegung in eine betreute Wohngruppe oder eine andere vollstationäre Einrichtung unausweichlich wird.[42] Vor- und Nachteile sowie Akzeptanz dieser und weiterer zukunftsträchtiger Betreuungsformen sollen in Kapitel 5 ausgearbeitet werden.

2.1.3 Begriff der Pflegebedürftigkeit und Pflegestufen

Eng mit dem Bereich der Pflege ist der Begriff der Pflegebedürftigkeit verbunden. Dieser war in der Vergangenheit vor allem an körperliche Einschränkungen gebunden. Um aber auch insbesondere Einschränkungen zu berücksichtigen, die bei Demenzkranken auftreten, wurde im Koalitionsvertrag vom November 2013 festgelegt, dass ein neuer Pflegebedürftigkeitsbegriff eingeführt werden soll, um alle wesentlichen Aspekte der Pflege zu berücksichtigen. Momentan laufen noch Projekte zur Praktikabilität und Umsetzbarkeit der neuen Begutachtungssystematik. Allerdings soll die Neuerung noch in dieser Wahlperiode in Kraft treten und mit ihr sollen die bisherigen drei durch fünf Pflegestufen ersetzt werden, um dem individuellen Unterstützungsbedarf Pflegebedürftiger besser erfassen zu können.[43]

Um Leistungen aus der Pflegekasse zu erhalten, müssen die Voraussetzungen der Pflegebedürftigkeit vorliegen. Diese ist momentan in drei bzw. vier verschiedene Pflegestufen eingeteilt. Entsprechend des jeweiligen Hilfebedarfs wird den Pflegebedürftigen eine Pflegestufe zugeordnet. Je nach Pflegestufe differenzieren auch die zu erhaltenden Leistungen. Seit 1. Juli 2008 werden Menschen, die nicht die Voraussetzungen der Pflegestufe 1 erfüllen, jedoch eingeschränkte Alltagskompetenz aufweisen,

---

[41] Vgl. Kastner, Löbach (2010), S. 123ff. und May et al (2011), S. 19ff.
[42] Vgl. Kastner, Löbach (2010), S. 165ff.
[43] Vgl. BMG (2014d), S.1

also im Bereich der Pflege oder hauswirtschaftlichen Versorgung Hilfe benötigen, der Pflegestufe 0 zugeordnet und haben Anspruch auf einen Betreuungsbetrag zwischen 100 und 200 Euro. Diese Pflegestufe ist insbesondere für Demenzerkrankte konzipiert, da nicht nur medizinische Pflege als Grundlage für eine Zusage von Pflegeleistungen gilt, sondern die eingeschränkte Alltagskompetenz, die oftmals auch als hauswirtschaftliche Unterstützung bezeichnet wird, angerechnet wird. Pflegestufe I hingegen hat zur Voraussetzung, dass erheblich Pflegebedürftige mindestens einmal täglich Hilfe bei der Körperpflege, Mobilität oder Ernährung benötigen. Pflegestufe II gilt für Schwerpflegebedürftige, die mindestens dreimal täglich Hilfe benötigen. Und Pflegestufe III schließlich ist konzipiert für schwerstpflegebedürftige Personen, die Tag und Nacht hilfebedürftig sind. [44]

Das Risiko, bei einem Demenzsyndrom pflegebedürftig zu werden, wird dabei vor allem von zwei Trends getrieben. Zum einen steigt das Pflegerisiko mit zunehmendem Alter an. So empfangen nur 0,8 Prozent der unter 59 Jährigen Pflegeleistungen. Wohingegen es bei den über 90 Jährigen mehr als 50 Prozent sind. Zum anderen steigt das Risiko an einem Demenzsyndrom zu erkranken ebenfalls mit dem Alter an (Siehe dazu Kapitel 3.1 zum Thema Prävalenz). Da mit fortschreitender Progredienz von einer unumgänglichen Pflegebedürftigkeit ausgegangen werden kann, kommt der Pflege von demenzkranken eine besondere Bedeutung zu. Diese Besonderheit liegt aber nicht nur in der quantitativen Zunahme der Behandlungsfälle, sondern auch in den speziellen Erfordernissen der Pflege jedes einzelnen Erkrankten begründet. So muss die Pflege- und Betreuungssituation insbesondere im moderaten und fortgeschrittenen Stadium durch den Verlust der Entscheidungsautonomie speziell an die Erkrankung angepasst werden. Dabei stellt insbesondere das Erahnen oder Vorgeben von Bedürfnissen durch andere eine sehr heikle Pflegesituation dar, da falsche Interpretationen des eigentlichen Willens Angst und Leid des Betroffenen hervorrufen bzw. noch verstärken können.[45] Dies würde vor allem den Bestrebungen des person-zentrierten Pflegeansatzes gänzlich widersprechen.

2.1.4 Entstehende Pflegekosten

Im Jahr 2011 waren 2,4 Millionen Menschen in Deutschland pflegebedürftig. Das Institut der deutschen Wirtschaft Köln rechnet für das Jahr 2050 mit 4,1 Millionen Pflegebedürftigen, die Wiesbadener Statistiker sogar mit 4,5 Millionen, also nahezu einer Verdoppelung.[46] Durch ein Demenzsyndrom entstehen allerdings nicht nur Pflegekosten, sondern auch weitere Ausgaben für Diagnose, Therapie und Krankenhausaufenthalte. Global betrachtet sind im Jahr 2005 Kosten in Höhe von 315,4 Milliarden US-Dollar durch Behandlung, Betreuung und Pflege von Demenzkranken entstanden. Auf Europa entfiel dabei der größte Teil der Kosten mit 120,4 Milliarden US-Dollar.[47] Laut Alzheimer's Disease Report von 2014 werden über 65 Jährige, die an einem Demenzsyndrom erkrankt sind, mehr als dreimal so oft im Krankenhaus behandelt, als Menschen ohne Demenzerkrankung. Zudem liegt die mittle-

---

[44] Vgl. Institut der deutschen Wirtschaft Köln (2012), S. 4ff. und BMG (2014a), S.1
[45] Vgl. Held (2013), S. 15ff.
[46] Vgl. Institut der deutschen Wirtschaft Köln (2012), S. 5f.
[47] Vgl. Humer (2011). S. 199ff.

re Verweildauer mit 28 Tagen deutlich über dem Durchschnitt.[48] Bei den Unterbringungen in medizinischen Pflegeeinrichtungen ist die Diskrepanz zwischen Menschen über 65 Jahren mit und ohne Demenz noch extremer ausgeprägt. Hier sind es nahezu neunmal so viele Unterbringungen. Und bei der häuslichen Pflege sind es doppelt so viele Pflegekontakte bei Menschen mit Demenz im Vergleich zu Menschen ohne. Entsprechend dieser rein quantitativen Unterscheidung lassen sich auch monetäre Unterschiede bei der Behandlung zwischen Menschen, die an einer Demenzform leiden und Menschen ohne Demenzsyndrom erkennen. Die in Tabelle 1 angegebenen Werte spiegeln die durchschnittlichen jährlichen Zahlungen des Medicare-Programms aus den USA gegenüber dessen Versicherten mit bzw. ohne Demenzerkrankung wider. Auffällig ist insbesondere, dass Kosten für Pflege noch in deutlich höherem Maße als Kosten für einen Krankenhausaufenthalt durch ein Demenzsyndrom ansteigen.

Leistungen	Empfangene Leistungen mit Demenzsyndrom	Empfangene Leistungen ohne Demenzsyndrom
Stationärer Krankenhausaufenthalt	$ 10748	$ 4321
Pflegeeinrichtungen	$ 4072	$ 474
Häusliche Pflege	$ 18898	$ 840

Tabelle 1: Durchschnittliche jährliche Zahlungen an Personen über 65 Jahren mit und ohne Demenzsyndrom aus dem Medicare in den USA

Quelle: Eigene Darstellung in Anlehnung an Alzeheimer`s Disease (2014), S. 45

Die Daten aus den USA belegen die Kostenintensität einer Demenzerkrankung. Auch wenn diese Werte nicht ohne weiteres auf Deutschland übertragen werden können, so geben sie doch einen guten Anhaltspunkt dafür, dass die Behandlung der Alzheimer-Demenz und der weiteren Formen mit enormen Kosten verbunden ist.[49]

2.1.5 Betrachtung der Pflegebedürftigkeit in den verschiedenen Stadien

Bei Betrachtung der Pflegebedürftigkeit eines Demenzerkrankten ist mit fortschreitender Progredienz der Demenzerkrankung insbesondere ein zunehmender Pflegeaufwand zu beobachten.

---

[48] Vgl. Humer (2011), S. 194f.
[49] Vgl. Alzheimer´s Association (2014), S.1

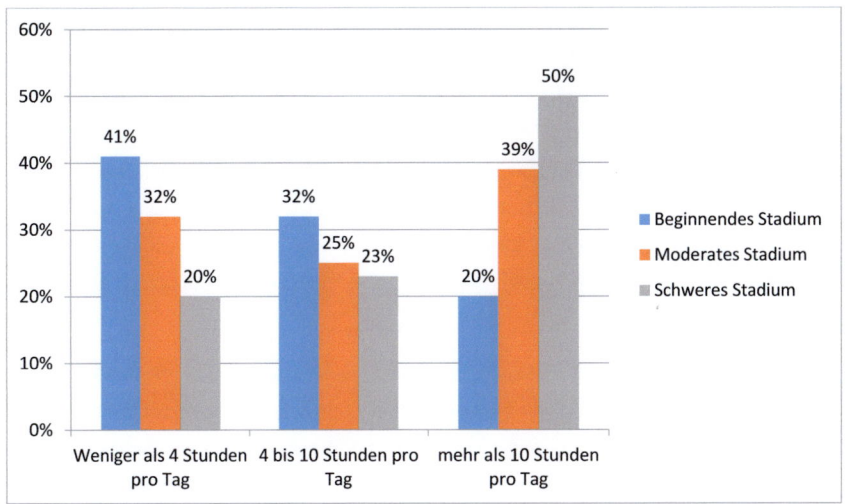

Tabelle 2: Pflegeaufwand nach Stunden in verschiedenen Erkrankungsstadien

Quelle: Eigene Darstellung in Anlehnung an Alzheimer Europe (2006), S. 36

Diese Graphik lässt erneut den Schluss zu, dass der Verlauf einer Demenzerkrankung sehr unterschiedlich verlaufen kann. So benötigen 20% der Erkrankten auch im schweren Stadium nicht mehr als vier Stunden täglich eine Betreuung, wohingegen 20% der Pflegebedürftigen bereits im beginnenden Stadium mehr als 10 Stunden täglich Hilfe benötigen. Generell zeigen diese Daten den enormen Pflegeaufwand, der mit einem Demenzsyndrom verbunden ist. Ein Pflegeaufwand von mehr als 10 Stunden pro Tag entspricht mehr als einem Vollzeitjob und ist somit kaum noch von Angehörigen allein zu bewältigen.[50] Dieser enorme pflegerische Aufwand spiegelt sich auch in den verursachten Kosten wieder. Neben der Pflege entstehen vor allem Kosten durch den Betreuungsaufwand. Weitere Posten wie Diagnose, Medikamente, Arztbesuche und Krankenhausaufenthalte bilden zusammen mit einem Anteil von 2-3% den kleinsten Posten und sind nahezu vernachlässigbar. Jedoch müssen demente Pflegebedürftige im Vergleich zu anderen erkrankten Pflegebedürftigen länger und intensiver versorgt werden. Laut Barmer GEK Pflegereport von 2010 wenden Sozialversicherung monatlich 1.150 Euro für Menschen mit einem Demenzsyndrom auf. Das sind etwa 800 Euro mehr als für Menschen der gleichen Altersgruppe ohne kognitive Beeinträchtigungen. Von diesen Kosten trägt die Pflegekasse in etwa 550 Euro im Monat. Dies entspricht einem Mehraufwand von 525 Euro monatlich im Vergleich zu Menschen ohne Demenzsyndrom. Volkswirtschaftlich betrachtet existieren für Deutschland nur direkte Kosten. Laut Statistischem Bundesamt betrugen die durch Demenz verursachten Kosten 2008 in etwa 9,4 Milliarden Euro. Das entspricht 3,7% aller Krankheitskosten. Allerdings wächst dieser Posten für ein Demenzsyndrom deutlich stärker als die gesamten Krankheitskosten. Seit der erstmaligen Erfassung der Krankheitskosten im Jahr 2002 sind die Kosten durch Demenz und De-

---

[50] Vgl. Sütterlin (2006), S, 30ff.

23

pression um 100% mehr als die gesamten Krankheitskosten angestiegen. Auch weiterhin werden Kosten für Demenzerkrankte schon aufgrund der quantitativen Entwicklung weiter steigen. Bis 2050 wird sich die Zahl der Menschen mit Demenzsyndrom in etwa verdoppeln. Durch Abnahme der informellen Pflege und der Annahme, dass keine Therapien entwickelt werden mit denen ein Demenzsyndrom aufgehalten oder geheilt werden kann, werden die direkten Kosten eher überproportional ansteigen. Entsprechend dieser Überlegungen kommt man zum jetzigen Zeitpunkt auf jährliche Ausgaben für Menschen mit Demenz von 7.200 Euro für Behandlung und Pflege pro Erkranktem. Bezieht man jedoch indirekte Kosten mit ein, ergeben sich jährliche Kosten von bis 40.000 Euro pro erkrankter Person[51]

Nachfolgend wird beispielhaft die Verteilung der Kosten bei Versorgung eines Demenzkranken im Pflegeheim auf die verschiedenen Träger dargestellt. Offensichtlich fallen Kosten vor allem zu Lasten der Pflegebedürftigen selbst (43,1%) und der Pflegekasse (42,1%) an. Ein eher geringer Anteil entfällt auf Sozialhilfe (10,9%) und Pflegewohngeld (3,9%). Entsprechend dieser Graphik lässt sich noch ein wenig besser nachvollziehen, warum die Kosten für die Behandlung eines Demenzsyndroms nicht noch höher ausfallen. Nicht alle entstehenden Kosten werden von den Sozialversicherungen getragen, vielmehr leisten die Pflegebedürftigen selbst bzw. Angehörige einen enormen Beitrag zur Finanzierung der Demenzbehandlung, der oftmals nur schwer zu erfassen ist.[52]

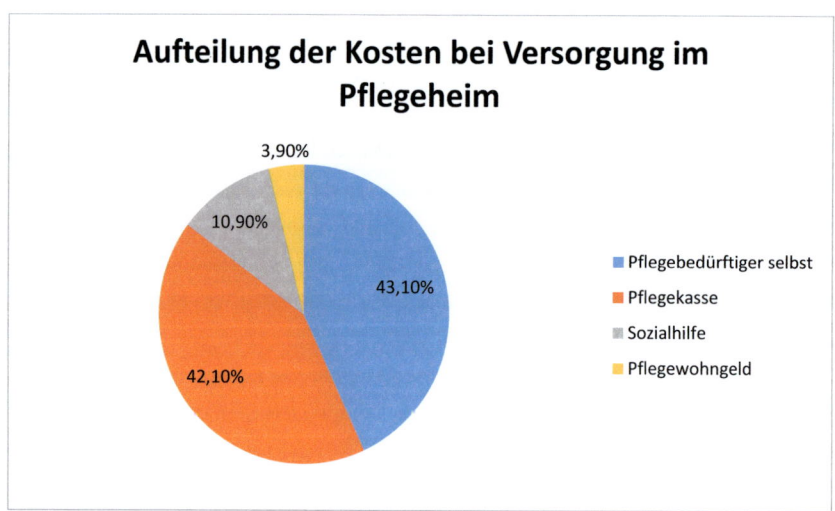

Tabelle 3: Aufteilung der Kosten bei Versorgung im Pflegeheim

Quelle: Eigene Darstellung in Anlehnung an Sütterlin (2011), S. 55

Die Kosten allein stellen dabei noch nicht das Problem in seiner ganzen Fülle dar. Zusätzlich stellen stark steigende Zahlen dementiell Erkrankter eine versorgungspolitische Herausforderung dar.

---

[51] Vgl. Sütterlin (2011), S. 52f. und Rothgang et al (2012), S. 13ff. und Statistisches Bundesamt (2010), S.1
[52] Vgl. Sütterlin (2011), S. 55f.

3. Entwicklung von Pflegebedürftigkeit und Demenz

Demenzerkrankungen stellen bereits heute bei über 60 Jährigen die häufigste Diagnose innerhalb der psychischen Erkrankungen dar. Die Erkrankungsfälle steigen in den letzten Jahren deutlich an und auch Prognosen lassen weiter auf stark steigende Fälle von Demenzerkrankungen schließen.[53] Die beständig wachsenden Zahlen Demenzerkrankter lassen sich vor allem auf die zunehmenden Prävalenzraten im Alter und auf die gesteigerte Lebenserwartung in Industrienationen zurückführen.[54] Diese gesteigerte Lebenserwartung liegt unter anderem in dem medizinisch-technischen Fortschritt begründet. Durch neue Behandlungsmethoden und -möglichkeiten steigt die Wahrscheinlichkeit, dass immer mehr Personen ein höheres Alter erreichen. Ein weiterer Grund für steigende Demenzzahlen stellt ein geändertes Bild des Alterns in unserer Gesellschaft dar. In früheren Zeiten wurden Symptome einer Demenz mit dem natürlichen Alterungsprozess gleichgesetzt. Heutzutage aber ist ein bestmöglicher Gesundheitszustand bis ins Alter von der Gesellschaft angestrebt und folglich werden Demenzen in zunehmenden Maße erkannt und auch in epidemiologischen Zahlen erfasst.[55] Eine Zunahme des Erkrankungsrisikos in der jeweiligen Altersgruppe selbst gilt derzeit als keine gesicherte Erklärung für die steigenden Krankheitsfälle im Zeitverlauf.[56]

3.1 Steigende Prävalenz und Inzidenz

Die Demenz- Prävalenz bezeichnet den Anteil demenzerkrankter Menschen innerhalb einer Population oder einer bestimmten Altersgruppe zu einem bestimmten Zeitpunkt. Waren es in Deutschland 1990 noch etwa 600.000 Demenzkranke in Deutschland, so waren es 2012 bereits mehr als 1,4 Millionen. Laut WHO wird eine Verdreifachung Demenzerkrankter bis zum Jahr 2050 auf über vier Millionen prognostiziert. Die Deutsche Alzheimer Gesellschaft geht von drei Millionen Erkrankten in Deutschland bis 2050 aus. Weltweit geht man von 35,6 Millionen Erkrankter im Jahr 2010 aus und bis zum Jahr 2050 von 106 Millionen Erkrankten aus.[57]

Dieser erwartete Anstieg der Erkrankten ist vor allem auf die Korrelation zwischen Prävalenz und fortschreitenden Alter zu erklären.

---

[53] Vgl. Kastner, Löbach (2010), S. 3f.
[54] Vgl. Kaun et al (2012), S.11 und Sauerbrey-Merkel (2013) S. 29f.
[55] Vgl. Christen et al (2010), S. 10
[56] Vgl. Kastner, Löbach (2010), S. 4
[57] Vgl. Wörn (2011), S. 30f. und Deutsche Alzheimer Gesellschaft (2012), S.1

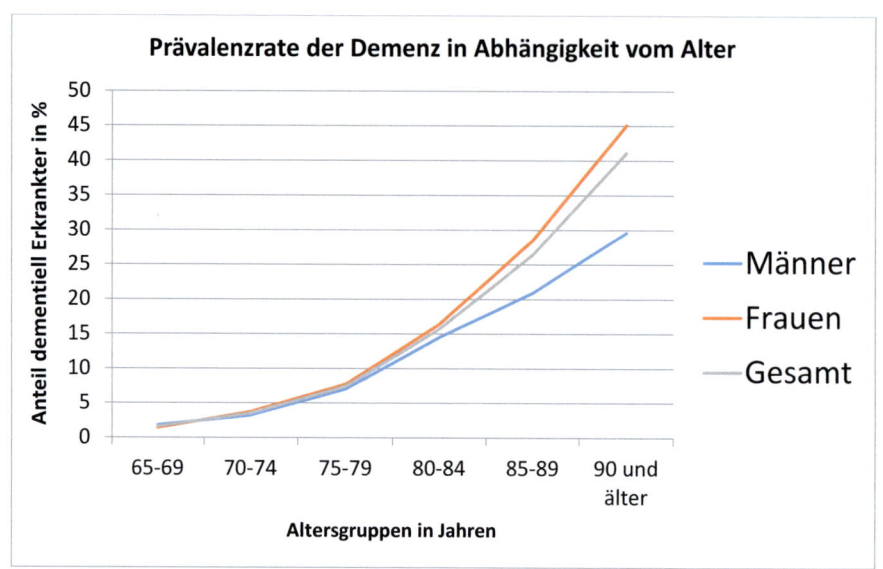

Abbildung 3: Prävalenz der Demenz

Quelle: Eigene Darstellung in Anlehnung an Deutsche Alzheimer Gesellschaft (2012), S.1

Die Prävalenzraten reichen dabei von gut einem Prozent bei den 65 bis 69 jährigen bis zu über 40 Prozent bei den über 90 jährigen. Auffällig ist dabei, dass zwei Drittel der Erkrankten bereits 80 Jahre oder älter sind und Frauen vor allem ab 85 Jahren deutlich höhere Prävalenzraten aufweisen. Der Anteil der Frauen unter den Erkrankten liegt bei knapp 70. Diese Unterschiede sind vor allem auf die höhere Lebenserwartung der Frauen im Vergleich zu den Männern (Frauen: 82,5 Jahre, Männer: 77,3 Jahre) und darauf, dass Frauen länger mit einer Demenz überleben, zurückzuführen. Überlebensraten betragen laut europäischen Studien zwischen drei und sechs Jahren. Dabei gilt, dass die Überlebenszeit umso geringer ist, je später die Krankheit eintritt. Ist der Betroffene bei Eintreten der Krankheit unter 65 Jahre, so beträgt die Überlebenszeit noch zwischen acht und zehn Jahren und nimmt mit fortschreitendem Alter entsprechend ab.[58] Die Überlebensraten unterscheiden sich nur geringfügig zwischen den verschiedenen Formen der Demenz. So beträgt die 50-Prozent-Überlebensrate nach Einsetzen der Symptome bei der Alzheimer-Demenz in etwa 8 Jahre.[59]

Die Demenz- Inzidenz hingegen bezeichnet Anzahl der Neuerkrankungen an einer Demenz, innerhalb einer Population und eines bestimmten Zeitraums (meist ein Jahr). Jährlich treten in Deutschland knapp 300.000 Neuerkrankungen auf. Berücksichtigt man die Sterberaten, so ergibt sich eine Zunahme der Erkrankten um 40.000 pro Jahr. Die Inzidenzrate wird sich aufgrund der steigenden Lebenser-

---

[58] Deutsche Alzheimer Gesellschaft (2012), S.1
[59] Vgl. Sauerbrey-Merkel (2013), S. 18

wartung und der geburtenstarken Nachkriegsjahrgänge, die ab 2015 in das Alter kommen, in dem das Erkrankungsrisiko deutlich zunimmt, nach heutigen Prognosen bis zum Jahr 2050 verdoppeln.[60]

3.2 Zahl der Pflegebedürftigen

Ende 2011 waren 2,5 Millionen Menschen in Deutschland pflegebedürftig. 70% der Pflegebedürftigen wurden zuhause durch Angehörige oder ambulante Pflegedienste versorgt, wohingegen 30% in voll- oder teilstationären Einrichtungen versorgt wurden.

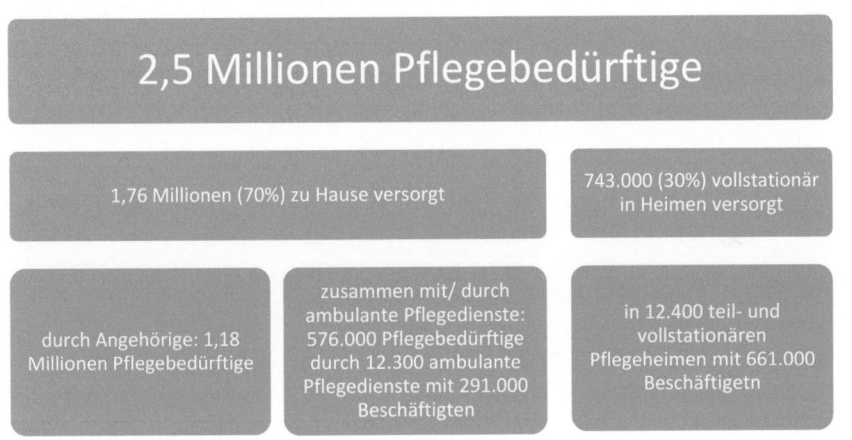

Tabelle 4: Pflegebedürftige nach Pflegeart

Quelle: Eigene Darstellung in Anlehnung an Statistisches Bundesamt (2011), S.1

Auffällig ist zunächst die enorme Zahl von 1,18 Millionen (47%) Pflegebedürftigen, die durch Angehörige versorgt werden. Allerdings ist der Trend bei der Versorgung durch Familienangehörige rückläufig und geht hin zur professionellen Pflege. Gründe hierfür liegen in der zunehmenden Singularisierung der Gesellschaft, dem enormen Pflegebedarf, der vor allem im mittleren und schweren Stadium der Erkrankung auftritt, aber auch in physischen und psychischen Belastungen, denen pflegende Angehörige ausgesetzt sind. Im mittelschweren Stadium benötigt ein Demenzkranker im Durchschnitt 8,7 Stunden Pflege durch den Hauptverantwortlichen. Aus dieser zeitintensiven Pflege ergeben sich zusammen mit psychischen Belastungen, die durch "behavioural and psychological smyptoms of dementia" (BPSD) ausgelöst werden, weitreichende Einschnitte für pflegende Angehörige. Unter BPSD fallen körperliche Unruhe, Aggression gegenüber Pflegenden und Schlafprobleme, die einen Wechsel des Tag-Nacht-Rhythmus beinhalten können und somit für besondere Belastungen bei Angehörigen sorgen. Angehörige beklagen neben dem Verlust von Freiheit auch emotionale, finanzielle und physische Belastungen. Dies spiegelt auch der im Durchschnitt schlechtere Gesundheitszustand der Pflegenden wider. Demnach treten psychische Erkrankungen wie Angstzustände und Depressionen bei

---

[60] Vgl. Deutsche Alzheimer Gesellschaft Oldenburg e. V. (2014), S.1

Pflegenden von Demenzkranken besonders häufig auf. Laut The Organisation for Economic Co-operation and Development (OECD) leidet nahezu die Hälfte der Pflegenden an einer Form der Depression.[61]

Durch die Verschiebung der Versorgung von dementiell Erkrankten durch Angehörige hin zu einer professionellen Pflege erfährt insbesondere die ambulante Pflege eine verstärkte Nachfrage. Dennoch sind nach wie vor mehr als doppelt so viele Pflegende (661.000) im stationären Bereich beschäftigt wie im ambulanten Bereich (291.000).[62] Setzt man nun die Zahl der Pflegebedürftigen ins Verhältnis zu den Zahlen der Pflegekräfte, so ergibt sich ein Betreuungsschlüssel von 1,14 im stationären Bereich im Vergleich zu 2,06 im ambulanten Sektor. Dieser Unterschied ist insbesondere darauf zurückzuführen, dass tendenziell eher Menschen mit höherer Pflegestufe in Heimen versorgt und Menschen mit eher niedrigeren Pflegestufen noch zuhause betreut werden.[63] Betrachtet man allerdings die pflegebedürftigen Personen, so ist augenscheinlich, dass momentan nur 30% von ihnen vollstationär versorgt werden. Diese Quote wird noch als günstig bezeichnet, da die vollstationäre Pflege deutlich aufwendiger als die ambulante Pflege ist. Jedoch ist davon auszugehen, dass die häusliche Pflege durch Angehörige, Nachbarn oder Freunde ab- und die professionelle vollstationäre Pflege zunehmen wird. Ursächlich hierfür sind vor allem veränderte Familienstrukturen und ein damit einhergehender steigender Anteil von Einpersonen-Haushalten und der steigende Altenquotient.[64] Der Altenquotient bezieht die ältere, nicht mehr erwerbstätige Bevölkerung (über 65 Jahren) auf die Bevölkerung im erwerbsfähigen Alter (20 bis 65 Jahre).[65] Im Jahr 2008 entfielen auf 100 Personen im erwerbsfähigen Alter 34 Ältere. Nach Berechnungen wird dieser Wert bis Ende der 2030er Jahre um 80% zunehmen und sich bis zum Jahr 2060 in etwa verdoppeln. Je nach Ausmaß der Zuwanderung wird der Altenquotient dann zwischen 63 und 67 liegen.[66] Diese Altersverschiebung in der Bevölkerung lässt sich auch an den Daten der Sozialen Pflegeversicherung erkennen.

Die Zahl der Pflegebedürftigen, die in der Sozialen Pflegeversicherung versichert sind, ist seit der Einführung der Pflegeversicherung 1995 von anfänglich 1,06 Millionen auf knapp 2,4 Millionen im Jahr 2012 angewachsen. Nach momentanen Annahmen wird dieser Trend der stetigen Zunahme der Pflegebedürftigen auch in Zukunft weiter Bestand haben.[67]

---

[61] Vgl. Humer (2011), S. 190f.
[62] Vgl. Statistisches Bundesamt (2013), S.5f., 25.06.2014 und Rothgang et al (2012), S. 79
[63] Vgl. Brossardt (2012), S. 17f.
[64] Vgl. Die Deutschen Bischöfe (2011), S. 11ff.
[65] Vgl. Bundesinstitut für Bevölkerungsforschung (2014)
[66] Vgl. Statistisches Bundesamt (2009), S. 5f.
[67] Vgl. Rothgang et al(2013), S. 62

3.3 Prognosen für die Zukunft

Nach den Angaben von Prävalenz und Inzidenz zu Demenzerkrankungen ergibt sich für das Jahr 2050 die Prognose von drei Millionen Erkrankten für Deutschland. Diese Prognose deckt sich mit der Vorausberechnung des Bundesministeriums für Familie, Senioren, Frauen und Jugend, die für 2050 ebenfalls drei Millionen Demenzkranke für Deutschland erwarten.[68] Betrachtet man den Pflegeaufwand, der durch ein Demenzsyndrom entsteht, ergeben sich enorme Kosten sowohl aus der medizinischen Behandlung als auch in besonderem Maße aus der Pflege der Betroffenen.[69]

Betrachtet man die Pflegebedürftigkeit auf Bundesebene, um diese im weiteren Verlauf mit den Daten zur Entwicklung des Pflegeangebots zu vergleichen, stößt man auf eine stetig steigende Zahl von Pflegebedürftigen. Waren es 1999 noch 2,02 Millionen Pflegebedürftige im Sinne des Pflegeversicherungsgesetzes, so waren es 2007 bereits 2,25 Millionen und Ende 2011 bereits 2,5 Millionen.[70] Geht man von altersspezifischen Pflegewahrscheinlichkeiten aus, das heißt, dass sich die Wahrscheinlichkeit, in einem bestimmten Alter pflegebedürftig zu werden, im Zeitverlauf nicht verändern, so ergibt sich laut dem Bundesministerium für Gesundheit die Prognose von 3,22 Millionen bzw. 4,23 Millionen Pflegebedürftigen für das Jahr 2030 bzw. das Jahr 2050 in der Sozialen Pflegeversicherung.[71] Die Bertelsmann Stiftung geht in ihrem Pflegereport 2030 ebenfalls davon aus, dass sich die altersspezifischen Pflegewahrscheinlichkeiten zumindest in den nächsten 20 Jahren noch nicht ändern und kommt auf die Prognose, dass sich die Zahl der Pflegebedürftigen bis 2030 um etwa die Hälfte erhöhen wird.[72] Dies entspricht dann in etwa den Berechnungen des Statistischen Bundesamtes.

Betrachtet man jedoch die Pflegebedürftigkeit nicht auf Bundesebene, sondern auf Ebene der Länder oder Kommunen, so stellt sich die Situation ganz unterschiedlich dar. Die Zunahme der Pflegebedürftigen von 2009 bis 2030 beträgt demnach im Bremen 28,2%, für Schleswig-Holstein, Bayern und Baden-Württemberg dagegen 53%. Auf kommunaler Ebene fallen die Unterschiede noch gravierender aus. So rechnet man mit einer Steigerungsrate von 14% für Goslar und bis zu über 100% für München und Oberhavel. Diese Unterschiede sind nahezu ausschließlich von der Altersstruktur in der jeweiligen Kommune abhängig.[73]

Alles in allem wird die Pflegebedürftigkeit in den nächsten Jahren in besonderen Maße, wenn auch mit regionalen Unterschieden, zunehmen. In welchem Maße dieser Anstieg sich vollziehen wird, hängt insbesondere auch von den getroffenen Annahmen bezüglich der Pflegequoten ab. So konnten die Statistisches Ämter des Bundes und der Länder in einem Szenarioprojekt mit sinkenden Pflegequoten im Vergleich zu Status quo Pflegequoten zeigen, dass die Zahl der Demenzkranken weniger deutlich auf 3,8 Millionen bis zum Jahr 2050 ansteigen würde. Bei Status quo Annahmen ergäbe sich die Zahl

[68] Vgl. Bundesministerium für Familie, Senioren, Frauen und Jugend (2013), S.1
[69] Vgl. Kastner, Löbach (2010), S. 6f.
[70] Vgl. Statistisches Bundesamt (2010), S. 21
[71] Vgl. Bundesministerium für Gesundheit (2014), S.1
[72] Vgl. Rothgang et al (2012), S.10
[73] Vgl. Rothgang et al (2012), S.10

von 4,5 Millionen Pflegebedürftigen.[74] Aufgrund der Unsicherheiten, die mit den unterschiedlichen Annahmen, des jeweiligen Szenarios verbunden sind, erscheint es sinnvoll, einen Mittelwert aus beiden Berechnungen für das weitere Vorgehen zu verwenden. Dies entspricht dann in etwa den Berechnungen des Bundesministeriums für Gesundheit von 4,2 Millionen Pflegebedürftigen für das Jahr 2050.

Da das Demenzsyndrom neben einem Schlaganfall die häufigste Diagnose für den Eintritt in die Pflegebedürftigkeit darstellt und somit neben hohen Kosten auch enormen Bedarf an Pflegekräften verursacht, soll im Folgenden die Prognose für die Entwicklung der Pflegekräfte in Deutschland beschrieben werden, um abschätzen zu können, ob die Entwicklung der Pflegekräfte in Deutschland in ähnlicher Art und Weise verläuft wie die der Pflegebedürftigen bzw. Demenzkranken.[75]

---

[74] Vgl. Statistisches Bundesamt (2010), S. 29f.
[75] Vgl. Rothgang et al (2013), S.12f

4. Entwicklung des Pflegeangebots

Neben den entstehenden Kosten stellt vor allem das menschliche Pflegepersonal einen limitierenden Faktor bei der Versorgung von Pflegebedürftigen dar. Die Nachfrage nach Pflegekräften wird auf Grund der oben beschriebenen Entwicklungen von Pflegebedürftigkeit und Demenz künftig eine starke Zunahme erfahren.[76]

4.1 Quantitative Entwicklung des Pflegeberufs

Laut Angaben des Statistischen Bundesamtes waren Ende 2011 ca. 950.000 Personen in der Altenpflege beschäftigt. Davon entfielen 290.000 (31%) auf ambulante Pflegedienste und 660.000 (69%) auf Altenheime. Insbesondere seit Einführung der Pflegeversicherung 1999 haben sowohl der ambulante als auch der stationäre Pflegedienst deutlich an Personal gewonnen. Im ambulanten Bereich stieg die Zahl der Beschäftigten zwischen 1999 und 2007 um 107.000, was einer Zunahme von 58% entspricht. Im stationären Bereich nahm die Zahl der Beschäftigten im gleichen Zeitraum um 220.000 zu, was einer Steigerung von 69% entspricht.[77] Dennoch steuern sowohl stationäre Einrichtungen als auch ambulante Dienste auf einen gravierenden Pflegenotstand zu. Dies liegt zum einem daran, dass aktuell noch 47% der Pflegebedürftigen von Angehörigen versorgt werden, jedoch zu erwarten ist, dass diese Bereitschaft der familiären Pflege deutlich abnehmen und ein Hospitalisierungstrend einsetzen wird. Gründe hierfür sind vor allem eine zunehmende Singularisierung der Gesellschaft, also die Zunahme der Single-Haushalte, sinkende Geburtenzahlen, Rückgang der Eheschließungen, steigende Scheidungsraten und zunehmende Mobilität, wodurch die räumliche Nähe von Familienangehörigen abnimmt. Weiterhin ist die erhöhte Erwerbsbeteiligung von Frauen als ein Grund für den Rückgang der informellen Pflege zu nennen. Momentan leisten Töchter und Schwiegertöchter neben den Lebensgefährten, einen Hauptteil der familiären Pflege.[78] Betrachtet man den Pflegeaufwand aus "2.1.5 Betrachtung der Pflegebedürftigkeit in den verschiedenen Stadien", so wird jedoch schnell klar, dass niemand, der einer Berufstätigkeit nachgeht, die nötige Zeit für eine umfassende Pflege eines Demenzkranken aufbringen kann. Der durchschnittliche Zeitaufwand für die Betreuung eines Langzeitpflegebedürftigen liegt in Deutschland bei 39 Stunden pro Woche, was einem Vollzeitjob entspricht.[79] Generell wird angenommen, dass das häusliche Pflegepotential bis 2040 um etwa 50% zurückgehen wird.[80] Zum anderen führt der steigende Altenquotient zu einer Abnahme der Personen im erwerbstätigen Alter im Vergleich zu den älteren, nicht mehr erwerbstätigen und für Pflegebedürftigkeit anfälligen Personen. Zudem ist der quantitativ sehr stark ausgeprägte Anstieg des Pflegepersonals in den letzten Jahren zum Teil auch dadurch begründet, dass vor allem die Teilzeitkräfte einen deutlichen Zuwachs erfahren haben, wohingegen die Vollzeitstellen eher auf einem konstantem Niveau verhar-

---

[76] Vgl. Sauerbrey-Merkel (2013), S. 34f.
[77] Vgl. Bundesministerium für Gesundheit (2014b), S.1
[78] Vgl. Statistisches Bundesamt (2010), S. 22f. und "Rothgang et al (2013), S.100f.
[79] Vgl. Kofahl (2006), S. 3ff.
[80] Vgl. Bartholomeyczik et al (2014), S. 31f.

ren.[81] Diese Kombination aus steigender Nachfrage nach formaler Pflege und ein Rückgang des Arbeitskräfteangebots führt zu vielzitierten Versorgungslücke, die insbesondere zwischen 2030 und 2050 stark ausgeprägt sein wird, wenn die Generation der Babyboomer das Alter von über 65 Jahren erreichen, in dem die Wahrscheinlichkeit deutlich zunimmt, an einem Demenzsyndrom zu erkranken. Das informelle Pflegepotential wird dabei bis zum Jahr 2030 zwar quantitativ noch leicht zunehmen, ab diesem Zeitpunkt dann jedoch abnehmen und ab 2040 bis zum Jahr 2050 unter das heutige Ausgangsniveau fallen.[82] Es wird also nicht von einem steigenden Arbeitskräfteangebot in der Pflegebranche ausgegangen, denn selbst um eine Pflege auf heutigem Stand aufrechtzuerhalten, sind Anstrengungen von enormen Ausmaß notwendig, um die informelle Pflege zu stützen, professionelle Pflegekräfte zu gewinnen und zivilgesellschaftliches Engagement zu mobilisieren.[83] Status-quo Berechnungen aus dem Pflegereport 2030 kommen sogar zu dem Ergebnis, dass 2030 aufgrund des demographischen Wandels nur noch 784.000 Menschen in der Pflege beschäftigt sein werden. Allerdings ist nicht davon auszugehen, dass auf verschiedenen Ebenen keinerlei Maßnahmen zur Stärkung des Pflegeberufs ergriffen werden und deswegen soll im Weiteren von einer quantitativen Stabilisierung der Pflegekräfte in Deutschland ausgegangen werden.[84]

4.2 Probleme des Pflegeberufs

Neben diesen äußeren Einflüssen, die die Nachfrage nach Pflegeleistungen steigen und das Angebot professioneller Pflege zurückgehen lassen, hat das Berufsfeld der Pflege zudem mit weiteren Problemen zu kämpfen. Allen voran steht der Zwiespalt vor dem sich Pflegenden oftmals wiederfinden, nämlich dem ethischen Konflikt zwischen professionellem Anspruch auf der einen Seite und Ökonomisierung der Pflege auf der anderen Seite. Demnach herrscht eine zunehmende Arbeitsverdichtung in der Pflege, was sich in steigenden Leistungs- und Zeitdruck bei Pflegekräften äußert. Doch gerade vor dem Hintergrund, dass die Pflege von dementen Menschen mit besonderen Belastungen, sowohl physischer als auch psychischer Natur einhergeht und sehr zeitintensiv ist, bleibt zu hinterfragen, ob eine angemessene und professionelle Pflege in Bereich der Altenpflege aufrecht erhalten werden kann.[85] Folglich fordert auch das Bundesministerium für Gesundheit in seiner Pressemitteilung vom 25.04.2014: "Für gute und qualitativ hochwertige Pflege braucht es Zeit und Zuwendung sowie gute Arbeitsbedingungen für Pflegekräfte."[86] Allerdings stellen Kosten- und Zeitdruck sowie gravierende körperliche und seelische Belastungen noch nicht das Problem in seiner ganzen Fülle dar. Denn die Entlohnung in der Pflegebranche wird oftmals als nicht leistungsbezogen tituliert und ist folglich für qualifizierte Fachkräfte nicht attraktiv. Weitere Einschränkungen stellen zu wenige Ausbildungsplätze, hohe bürokratische Hürden und das Image des Pflegeberufs generell, wonach der Wert der Pflege in

---

[81] Vgl. Brossardt (2012), S.6
[82] Vgl. Sütterlin et al (2011), S. 32ff.
[83] Vgl. Rothgang et al (2012), S. 10 und Rothgang et al (2013), S. 8f.
[84] Vgl. Brossardt (2012), S. 9f.
[85] Deutscher Berufsverband für Pflegebedürftige, Arbeitsgemeinschaft deutscher Schwesternverbände und Pflgeorganisationen e.V. (2005), S.5ff.
[86] BMG (2014b), S.1

der Gesellschaft nicht adäquat berücksichtigt wird bzw. die entsprechende Wertschätzung erhält. Eine Folge ist, dass die Altenpflege insbesondere bei jungen Männern in der Berufswahl keine Rolle spielt.[87] Welche Möglichkeiten zur Verfügung stehen, um die Attraktivität des Pflegeberufs zu erhöhen und somit wieder mehr Auszubildende und Fachkräfte in diese Branche zu generieren, soll in Kapitel 5.2.1.1 " Beschäftigungschancen verbessern" geklärt werden. Vorher werden noch die Entwicklungen von Pflegeangebot und -nachfrage gegenübergestellt, um einen Eindruck zu bekommen, wie dringlich Maßnahmen zur Generierung weiterer Pflegekräfte sind.

---

[87] Vgl. BMG (2011), S. 1

5. Diskrepanz zwischen Angebot und Nachfrage

2002 wurden Personen im Durchschnitt mit 76,4 Jahren erstmals als pflegebedürftig eingestuft.[88] Aufgrund der steigenden Lebenserwartung und der Annahme, dass diese zugewonnenen Lebensjahre in Gesundheit verbracht werden, ist davon auszugehen, dass sich dieser Wert noch etwas ins höhere Alter verschieben wird. Ob zugewonnene Lebensjahre durch eine erhöhte Lebenserwartung tatsächlich in Gesundheit verbracht werden oder ob die altersspezifischen Erkrankungswahrscheinlichkeiten gleich bleiben, wird nach wie vor in der Literatur kontrovers diskutiert und es kann nicht abschließend geklärt werden, ob eher die Medikalisierungs- oder Kompressionsthese für künftige Entwicklungen herangezogen werden sollte.[89] Jedoch belegen Daten, dass in den letzten 12 Jahren, die Wahrscheinlichkeit in einem bestimmten Alter pflegebedürftig zu werden, nicht angestiegen ist. Ebenfalls verharrt der Anteil der in Pflegebedürftigkeit verbrachten Zeit sowohl bei Männern als auch bei Frauen auf konstantem Niveau. Durch die steigende Lebenserwartung jedoch nehmen sowohl die Jahre, die in Pflegebedürftigkeit verbracht werden, als auch die Jahre, die ohne Pflegebedürftigkeit verbracht werden zu.[90] Unabhängig von dieser Diskussion wird deutlich, dass Pflegebedürftigkeit vor allem mit zunehmendem Alter einhergeht, ähnlich wie es sich bei einem Demenzsyndrom verhält, und die Zahl der Pflegebedürftigen ansteigen wird.

5.1 Gegenüberstellung der künftigen Entwicklungen von Pflegeangebot und - nachfrage

Wie in Kapitel 3 "Entwicklung von Pflegebedürftigkeit und Demenz" bereits dargestellt, wird die Zahl der Demenzkranken bis 2050 auf drei Millionen und die Zahl der Pflegebedürftigen auf 4,2 Millionen ansteigen. Für die quantitative Entwicklung des Pflegepersonals wird wie in Kapitel 4 "Entwicklung des Pflegeangebots" angenommen, dass die aktuelle Zahl der Beschäftigten von ca. 950.000 aufrechterhalten werden kann.

---

[88] Vgl. Rothgang (2010), S. 93f.
[89] Vgl. Rothgang et al (2012), S. 10
[90] Vgl. Rothgang et al (2013), S. 10f.

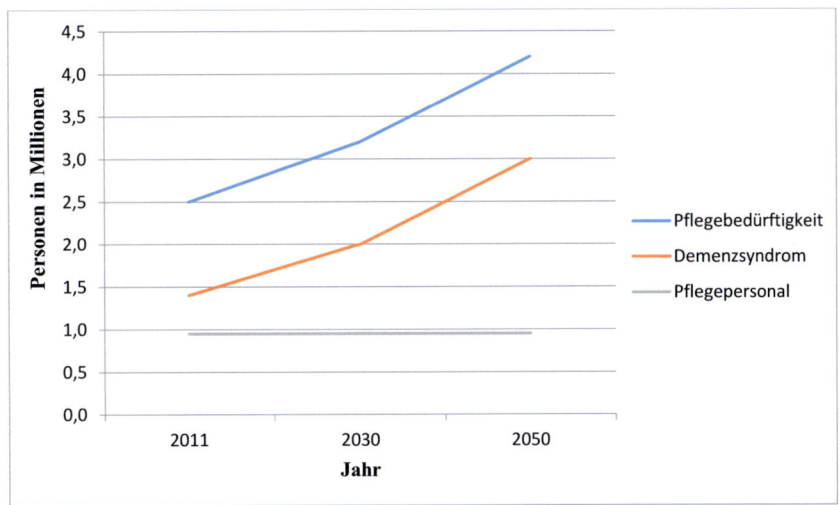

Tabelle 5: Entwicklung des Pflegeangebots und der Pflegenachfrage bis 2050

Quelle: Eigene Darstellung auf den bisher in der Arbeit verwendeten Daten

Diese Graphik zeigt deutlich mehrere relevante Aspekte bei der Entwicklung der Zahlen von De-menzerkrankungen, Pflegebedürftigen und Pflegepersonal. Zu einem wird deutlich, dass bei der Dis-kussion, ob eine flächendeckende Versorgung von Demenzkranken in Zukunft aufrecht erhalten wer-den kann, es gleichbedeutend ist, ob man die Pflegebedürftigkeit generell oder die Zahl der Menschen mit Demenzsyndrom heranzieht, da sich beide in gleichem Maße entwickeln werden.[91] Zum anderen ist es offensichtlich, dass sich das Pflegepersonal auf der einen Seite und die Pflegebedürftigen auf der anderen Seite, bis 2050 deutlich unterschiedlich Entwicklungen nehmen werden. Geht man davon aus, dass aktuell eine flächendeckende Versorgung gewährleistet werden kann, so wird dies in Zukunft kaum noch möglich sein. Die Zahl der Pflegekräfte verharrt auf heutigem Niveau, und selbst diese Annahme ist schon optimistisch, die Zahl der Pflegebedürftigen hingegen wird sich bis 2050 nahezu verdoppeln.[92]

Weiterhin muss bei diesen Prognosen beachtet werden, dass die Bevölkerung in diesem Zeitraum deutlich abnehmen wird. Waren es 2008 noch etwa 82 Millionen Einwohner, so werden für 2060 bei einer jährlichen Zuwanderung von 200.000 Personen noch ca. 70 Millionen Einwohner vorhergesagt. Diese Prognose unterliegt neben der Zuwanderungsrate noch weiteren Faktoren wie der Entwicklung der Geburtenzahlen und der Lebenserwartung. Alles in allem bleibt aber festzuhalten, dass die Bevöl-kerung schrumpfen wird.[93] Folglich wird der prozentuale Anteil der pflegebedürftigen Bevölkerung noch stärker als der absolute zunehmen, der prozentuale Teil potentieller Arbeitskräfte hingegen noch

---

[91] Vgl. Bartholomeyczik et al (2014), S.31
[92] Vgl. Rothgang et al (2013), S. 10ff.
[93] Vgl. Destatis (2011), S.1

weiter abnehmen. Dieses Aufeinandertreffen von steigendem Bedarf nach formaler Pflege auf der einen Seite und abnehmendes Arbeitskräfteangebot auf der anderen Seite, führt zur vielzitierten Versorgungslücke, die in Zukunft entstehen wird. Um das Ausmaß dieser Versorgungslücke abschätzen zu können, hat die Bertelsmann Stiftung in ihrem Themenreport "Pflege 2030" drei verschiedene Szenarien zur Entwicklung von Pflegeangebot und -nachfrage bis zum Jahr 2030 durchgespielt. Szenario 1 stellt dabei eine reine Status-quo-Vorausberechnung dar und geht von gleichbleibenden alters- und geschlechtsspezifischen Verteilungen der jeweiligen Versorgungsformen aus. Daraus ergeben sich für das Jahr 2030 eine Zunahme der vollstationär zu versorgenden Pflegebedürftigen von 30,6 auf 33,1 Prozent, ein leichter Anstieg in der ambulanten Versorgung von 23,7 auf 24,8% und einen rückläufigen Anteilswert der Angehörigenpflege von 45,6 auf 42%. Entsprechend ergibt sich eine Versorgungslücke von 430.000 Vollzeitkräften. Eine vergleichbare Berechnung mit ähnlichen Annahmen aus dem Bericht Pflegelandschaft 2030 aus dem Jahr 2012, der von der von Vereinigung der Bayerischen Wirtschaft e. V. in Auftrag gegeben wurde, kommt sogar auf einen Mangel von 506.000 Vollzeitkräften in der Pflege bis zum Jahr 2030. Demnach wird bereits für das Jahr 2020 ein enormer Anstieg der Nachfrage nach Pflegekräften um 30% erkennbar sein.[94] Szenario 2 berücksichtigt explizit den seit Einführung der Pflegeversicherung beobachtbaren Trend von informeller zu formaler Pflege. Folglich fällt der Rückgang der Pflege durch Angehörige noch gravierender aus (37,3%) und es ergibt sich eine Versorgungslücke von 490.000 Vollzeitäquivalenten. Die Ursache für das Fehlen von Arbeitskräften in der Pflege geht dabei vorwiegend auf steigenden Bedarf und nur zu 20% auf Effekte auf dem Arbeitsmarkt zurück. Szenario 3 entspricht der gesetzlichen Vorgabe aus SGB XI, wonach sowohl die häusliche Pflege Vorrang vor formaler Pflege als auch die ambulante der stationären Versorgung vorgezogen wird und entsprechend gestärkt werden soll. Diese Prämissen münden in der Prognose, dass die Zahl der vollstationär zu versorgenden Pflegebedürftigen gleich bleibt, der Anteil der informellen Pflege bei 46% stabilisiert werden kann und die ambulante Pflege um zehn Prozentpunkte ausgebaut werden kann. Als Folge erhöht sich die Zahl der vollstationären Pflegebedürftigen nicht weiter und die Versorgungslücke fällt mit 260.000 fehlenden Vollzeitkräften deutlich geringer aus.

Szenario 3 dürfte somit nicht nur aus politischer und volkswirtschaftlicher Sicht, sondern auch aus Sicht der Pflegebedürftigen, die die Pflege in den eigenen vier Wänden präferieren, zu bevorzugen sein. Damit diese Annahmen aber in die Realität umgesetzt werden können, sind aber enorme Anstrengungen zur Stabilisierung der häuslichen Pflege, Maßnahmen zur Steigerung der Attraktivität des Pflegeberufs zur Aufrechterhaltung der quantitativen Zahl der Pflegekräfte und ein verstärktes zivilgesellschaftliches Engagement zum Ausbau der ambulanten Pflege notwendig.[95] Es werden aber nicht nur weitere Pflegekräfte benötigt, sondern vor allem Fachkräfte, um die gesetzlich vorgeschriebene Fachkraftquote aufrechterhalten zu können.[96] Dies muss bei der weiteren Planung zu einem Entgegenwirken des Pflegenotstands berücksichtigt werden. Weiterhin werden erhöhte Erwerbsbeteiligung,

---

[94] Vgl. Brossardt (2012), S. 19
[95] Vgl. Rothgang et al (2012), S. 20ff.
[96] Vgl. Brossardt (2012), S. 28

längere Arbeitszeiten, breite Ausbildung und eine gesteuerte Zuwanderung als mögliche Maßnahmen genannt, um das Angebot an Pflegekräften zu erhöhen.[97]

5.2 Mögliche Auswege

Um den hier ausführlich aufgezeigten Folgen der demographischen Entwicklung und dem damit verbundenen künftigen Mangel an Pflegekräften zu begegnen bzw. entgegenzuwirken, stehen grundsätzlich zwei Stellschrauben zur Verfügung. Zum einen kann versucht werden die Angebotsseite zu stärken und für quantitativen Zuwachs in Pflegeberufen zu sorgen. Zum anderen können Maßnahmen eingeleitet werden, um dem extremen Anstieg der Nachfrage nach Pflegekräften, dem ein enormer Zuwachs an dementen bzw. pflegebedürftigen Personen zu Grunde liegt, einzudämmen oder zu verlangsamen.

5.2.1 Stärkung des Pflegeangebots

Um eine Zunahme des Pflegepersonals zu generieren bzw. das Niveau der Pflegekräfte auf dem aktuellen Stand zu erhalten, werden im Folgenden die fünf Maßnahmen: 1)Beschäftigungschancen verbessern, 2) Erwerbsbeteiligung erhöhen, 3) Arbeitszeiten verlängern, 4) Breite Bildungsoffensive und 5) Gezielte Steuerung der Zuwanderung diskutiert, denen auch quantitative Effekte beigemessen werden sollen, um abschätzen zu können inwieweit diese Maßnahmen geeignet sind, um dem drohenden Notstand in der Pflege beizukommen. Den folgenden Berechnungen liegt die Annahme zu Grunde, dass bis zum Jahr 2030 737.000 zusätzliche Pflegekräfte benötigt werden. Dies entspricht nicht einer anderen Dimension des Pflegenotstands als in der bisher dargestellten Szenarien, sondern liegt darin begründet, dass die Zahl der fehlenden Pflegekräfte nicht als Vollzeitadäquate ausgedrückt ist und somit auch Teilzeitkräfte als eine Pflegekraft in die Berechnung einfließen.[98]

5.2.1.1 Beschäftigungschancen verbessern

Eine Möglichkeit, die zu verbesserten Beschäftigungschancen beitragen kann, besteht in der Umschulung von Arbeitskräften, deren Kernaufgaben vom Arbeitsmarkt, zum Beispiel aufgrund struktureller Verschiebungen, nicht mehr nachgefragt werden. Laut "Pflegelandschaft 2030" können dadurch vor allem Hilfskräfte gewonnen werden, da pflegeaffine Personen grundsätzlich bereits in der Pflegebranche aktiv sind und die Pflegebranche nicht ausreichend attraktiv ist, um qualifiziertes Personal aus anderen Branchen abzuwerben. Demnach würden sich bis zum Jahr 2020 35.000 und bis zum Jahr 2030 80.000 Hilfskräfte gewinnen lassen. Wegen der Dauer der Umschulung und dem Greifen der Maßnahme wird die Zahl der Hilfskräfte bis 2020 noch gering ausfallen, danach aber kontinuierlich ansteigen.[99] Weiterhin stellt eine erhöhte Zahl an Ausbildungsplätzen in der Altenpflege eine Möglichkeit dar, zu verbesserten Beschäftigungschancen beizutragen. Ende 2012 hat die Bundesregierung

---

[97] Vgl. Brossardt (2012), S. 1ff.
[98] Vgl. Brossardt (2012), S. 28ff.
[99] Vgl. Brossardt (2012), S. 29f.

mit den Ländern vereinbart, die Zahl der Ausbildungsplätze bereits bis zum Jahr 2015 deutlich zu erhöhen. Dazu unterstützt die Bundesagentur für Arbeit die Umschulung zur Altenpflegefachkraft durch Finanzierung des dritten Umschulungsjahres. Zusammen mit verbesserten Fortbildungs- und Umschulungsmöglichkeiten sollen demnach bis zum Jahr 2015 4.000 Pflegehelfer gewonnen werden. Laut Bundesministerium für Gesundheit zeigen diese Maßnahmen auch bereits Wirkung, wonach die Zahl der Schüler in der Altenpflege zuletzt deutlich angestiegen ist. Des Weiteren ist die Umgestaltung der Pflegeausbildung geplant. Demnach soll eine gemeinsame Grundausbildung mit folgender Spezialisierung auf Alten-, Kranken- und Kinderkrankenpflege umgesetzt werden. Dadurch soll der Wechsel zwischen den einzelnen Pflegeberufen leichter vonstattengehen und die Pflegebranche dadurch insgesamt flexibler auf Arbeitsmarktanforderungen reagieren können.

Im Allgemeinen ist es wichtig Ansehen und Wertschätzung des Pflegeberufs in der Gesellschaft zu schärfen, um durch ein attraktives Umfeld vermehrt Auszubildende in der Pflegebranche anzuziehen. Wichtig ist insbesondere junge Männer anzusprechen, die bislang nur sehr selten einen Pflegeberuf erlernen, und sie für eine Ausbildung in der Pflege zu gewinnen. Zur Attraktivität eines Berufs gehört auch eine entsprechende Entlohnung. Für die Branche ist zwar bereits ein Mindestlohn festgelegt, dieser allein wird aber nicht zu einer deutlich erhöhten Attraktivität des Pflegeberufs beitragen, sondern sollte nur als Untergrenze angesehen und bei Hilfskräften Anwendung finden. Zusätzlich ist es wichtig, unnötige Bürokratie abzuschaffen und gut ausgebildete Pflegekräfte effizient einzusetzen. Dazu sieht die Bundesregierung vor, das Maß der Dokumentationspflichten und Bürokratie auf ein notwendiges Maß zur Sicherung guter Qualität zu reduzieren.[100]

Diese allgemeinen Maßnahmen zur Verbesserung der Attraktivität des Pflegeberufs können allerdings nicht abschließend quantifiziert werden. So kann zwar von einer Zunahme der Ausbildungen von Pflegekräften aufgrund diverser Bemühungen auf Bundesebene angenommen, das Ausmaß jedoch nicht endgültig quantifiziert werden.

5.2.1.2 Erwerbsbeteiligung erhöhen

Effiziente Maßnahmen zur Verbesserung der Work-Life-Balance, Förder- und Weiterbildungsmaßnahmen für Mütter zum Wiedereinstieg und Maßnahmen zum Verbleib älterer Menschen im Erwerbsleben können ebenfalls dazu beitragen, das Ungleichgewicht auf dem Arbeitsmarkt zwischen Angebot und Nachfrage weiter zu verringern.

Die Erwerbsbeteiligung von Personen in gesundheitlichen Einrichtungen ist im Vergleich zum Durchschnitt eher gering. Nach Berechnungen der „Arbeitslandschaft 2030" ergibt sich ein Potential von 220.000 Personen, die zum Erwerb in der Branche gewonnen werden können. Bis zum Jahr 2020 könnten 100.000 Personen aktiviert werden. Dies scheint möglich, wenn die Erwerbsbeteiligung um

---

[100] Vgl. BMG (2014b), S.1

bis zu 10% ansteigt und die Arbeitszeiten im Durchschnitt um zwei Jahre verlängert werden können.[101]

5.2.1.3 Arbeitszeiten verlängern

Bei der Verlängerung der Arbeitszeiten geht es vor allem darum, dass bisher geringfügig Beschäftigte und Teilzeitkräfte ihre Arbeitszeiten heraufsetzen und der von Vollzeitkräften annähern. Würden alle Teilzeitbeschäftigten ad hoc ihre Arbeitszeit auf das Niveau einer Vollzeitkraft erhöhen, würde sich die Personallücke um 226.000 Vollzeitadäquate verringern. Dies zeigt das enorme Potential hinter der Idee der Arbeitszeitenverlängerung. Allerdings ist es nicht realistisch, dass alle Teilzeitkräfte ihre Arbeitszeit unverzüglich aufstocken. Vielmehr wäre eine stufenweise Anhebung der Arbeitszeiten für Berechnungen sinnvoller. Danach ergeben sich bei linearer Steigerung des Arbeitsumfanges für das Jahr 2020 118.000 zusätzliche Pflegekräfte. Auch das Szenario einer linearen Steigerung erscheint aber nicht realitätskonform. Zum einem liegt dies an den Präferenzen der Arbeitnehmer. Nicht bei allen ist eine Aufstockung der Arbeitszeit möglich, ohne in Konflikte mit familiären Pflichten oder anderen Beschäftigungen zu geraten. Zum anderen liegt dies an der zeitlichen Gestaltung des Arbeitsgebers. Morgens und abends entstehen Betreuungsspitzen bei der Versorgung von Pflegebedürftigen. In der Zwischenzeit ist es nicht möglich, alle Kräfte adäquat zu beschäftigen. Folglich ist eine Ausweitung der Arbeitszeiten bei einigen Personen nicht sinnvoll. Realistisch erscheint, dass bis 2030 180.000 fehlende Arbeitskräfte kompensiert werden können, wenn man die Annahme zugrunde legt, dass die Wochenarbeitszeit der Erwerbstätigen in einem Zeitraum von maximal fünf Jahren um maximal eine Stunde und auf maximal 40 Stunden pro Woche ansteigt. Bis 2020 könnten in etwa 90.000 fehlende Arbeitskräfte ersetzt werden.[102]

5.2.1.4 Breite Bildungsoffensive

Die momentane Jahrgangsstärke von 12.600 Auszubildenden in der Altenpflege reicht nur knapp zur Aufrechterhaltung des momentanen Beschäftigungsniveaus.[103] Da künftig aber deutlich mehr Personal in der Pflege benötigt wird, ist es notwendig die Zahl der Auszubildenden deutlich zu erhöhen. Darüber hinaus ergibt sich anhand quantitativer und qualifikatorischer Gegebenheiten, die zentrale künftige Herausforderung im Bereich der Pflege, die Ausbildung dahingehend zu steuern, dass spezifischen Belange dementiell Erkrankter besser erkannt und versorgt werden können.[104]

Da aus demographischen Gründen die Zahl der Auszubildenden jedoch tendenziell rückläufig ist, ist eine Zunahme der Jahrgangsstärke an Auszubildenden nur durch große Anstrengungen zu erreichen. Der Anteil der Absolventen zur Auszubildenden zum Altenpfleger in der Bevölkerung müsste also zunehmen. Bei kontinuierlich steigenden Absolventenzahlen wäre bis 2030 eine Jahrgangsstärke von 27.000 Absolventen notwendig, um den nötigen Fachkräfteanteil aufrecht zu erhalten. Dies entspräche

---

[101] Vgl. Brossardt (2012), S. 30f.
[102] Vgl. Borassardt (2012), S. 32f.
[103] Vgl. Broassardt (2012), S. 33
[104] Vgl. Abholz(2004), S. 129f.

einer Verdoppelung der Zahl der Absolventen zum Altenpfleger und ist vor dem Hintergrund des demographischen Wandels trotz großer Bemühungen nicht zu erwarten. Realistisch erscheint die Zahl von 47.000 zusätzlichen Fachkräften in den nächsten zehn Jahren.

Betrachtet man die bisherigen vier genannten Maßnahmen zur Erhöhung des Pflegeangebots, so ergibt sich für das Jahr 2030 ein Mangel an 78.000 Pflegekräften ausgehend von einer Prognose von 737.000 fehlenden Pflegekräften für das Jahr 2030.[105] Dies entspricht deutlich weniger als in vorangegangenen Szenarien, stellt aber immer noch einen bedeutsamen Arbeitskräftemangel in der Pflege dar. Weiterhin ist zu beachten, dass durch die Erhöhung der Erwerbsquote, insbesondere von Frauen, die informelle Pflege womöglich vernachlässigt wird und dadurch wieder zusätzlicher Pflegebedarf entsteht. Falls dies nicht zu Lasten der informellen Pflege, sondern zu Lasten der Freizeit der jeweiligen Personen geht, würde dies den Personalbedarf noch einmal um 32.000 Personen verringern.[106]

5.2.1.5 Informelle Pflege stärken und gezielte Steuerung der Zuwanderung

Weitere Möglichkeiten zur Reduzierung des drohenden Pflegemangels bilden die Stärkung der informellen Pflege und eine gezielte Steuerung der Zuwanderung. Die informelle Pflege kann durch Ausweitung von Nachbarschaftshilfe, ehrenamtlichen Tätigkeiten oder durch eine Erhöhung bzw. Aufrechterhaltung der familiären Pflege verstärkt werden.[107] Eine Möglichkeit, um die informelle Pflege zu stärken, besteht im Ausbau ehrenamtlicher oder niedrigschwelliger Tätigkeiten. So wurde zum Beispiel bereits 2004 das Projekt "Pflegebegleiter" ins Leben gerufen und durch einen gemeinnützigen Verein unterstützt. Durch Wochenendschulungen mit anschließendem Praktikum in einer Pflegestätte konnten sich Interessierte zu Pflegebegleitern ausbilden lassen, um künftig informell Pflegenden zu unterstützen bzw. zu entlasten. Eine weitere Initiative „Zeit haben" stammt aus dem Raum Bochum und wurde bereits im Jahr 2001 ins Leben gerufen. Das Kooperationsprojekt zwischen einer evangelischen Fachhochschule und der Alzheimer-Gesellschaft hat sich zum Ziel gesetzt, durch den Einsatz ehrenamtlicher Helfer die Betreuungssituation Demenzkranker, die über wenig soziale Kontakte verfügen, zu verbessern. Weiterhin dient das Konzept der individuellen Lebensbegleitung der Entlastung pflegender Angehöriger und des ambulanten Pflegedienstes.[108] Neben ehrenamtlichen Engagement können auch Selbsthilfegruppen für dementiell Erkrankte dazu beitragen, pflegende Angehörige zu entlasten. Zusätzlich bringen Selbsthilfegruppen den Vorteil für den Erkrankten mit sich, dass insbesondere im frühen Stadium der Erkrankung ein besseres Verständnis für die Erkrankung entwickelt wird. Zusammen mit dem Austausch mit anderen Betroffenen kann dies zu einer Steigerung der Lebensqualität der Betroffenen beitragen. Der Austausch in Selbsthilfegruppe über Probleme und mögliche Lösungen und Unterstützungsangebote trägt ebenfalls zum besseren Umgang mit der Erkrankung

---

[105] Die hohe Zahl an fehlenden Pflegekräften bis zum Jahr 2030 liegt darin begründet, dass es sich hierbei um Personen und nicht um Vollzeitadäquate handelt. Weitere Berechnungen basieren auf der Zahl von 737.000 zusätzlich benötigten Pflegekräften.
[106] Vgl. Brossardt (2012), S. 34f.
[107] Vgl. Die Deutschen Bischöfe (2011), S.24f.
[108] Vgl. Görnert-Stuckmann (2010), S.136f.

bei.[109] Weiterhin könnte man auf Bundesebene finanzielle Unterstützungsangebote für pflegende Angehörige einführen und somit Anreize zur Aufrechterhaltung der informellen Pflege zu setzen. Denn aufgrund der zeitintensiven Pflege müssen Angehörige oftmals ihre berufliche Arbeitszeit reduzieren oder ganz aus dem Beruf ausscheiden. Dadurch entstehen vielmals finanzielle Probleme. So gewährt Belgien einen finanziellen Ausgleich für pflegende Angehörige und in Finnland werden Verträge zwischen der Gemeinde und den Angehörigen abgeschlossen, welche sowohl finanzielle Transfers als auch eine Planung der Pflegeversorgung beinhalten. In Deutschland scheint eine solche monetäre Unterstützung zum momentanen Zeitpunkt keine Rolle zu spielen.[110] Zusätzlich kann es sinnvoll sein Tages- und Nachtzentren auszubauen, um pflegende Angehörige phasenweise zu entlasten. Die Entlastung der informellen Pflege geht dann jedoch zu Lasten der teilstationären Pflege, wodurch ein Mehrbedarf an Pflegekräften entstehen kann. Gelingt es durch solche Maßnahmen jedoch Pflegebedürftige insgesamt länger in der Obhut pflegender Angehöriger zu lassen, so kann es mit Hinblick auf den drohenden Fachkräftemangel in der Pflege dennoch sinnvoll sein, das Angebot an teilstationären Einrichtungen auszubauen.[111]

Man kann jedoch aufgrund des Trends der abnehmenden informellen Pflege, der in Kapitel 5.1 "Gegenüberstellung von Angebot und Nachfrage" dargestellt wurde, davon ausgehen, dass die informelle Pflege durch die oben beschriebenen Maßnahmen bis zum Jahr 2030 höchstens um 10.000 Vollzeitadäquate erhöht werden kann.

Folglich bleiben noch Maßnahmen einer verstärkten Zuwanderungspolitik, um dadurch dem Personalbedarf in der Pflege weiter entgegenzuwirken. Um jedoch die verbleibende Lücke von 47.000 Pflegekräften abdecken zu können, müssten rechnerisch ca. 2200 pflegeaffine Zuwanderer pro Jahr bis 2030 netto zuwandern. Auf den ersten Blick erscheint diese Zahl relativ gering, allerdings ist den vorangegangenen Berechnungen bereits eine erhöhte Zuwanderung bis zum Jahr 2030 unterstellt. Folglich bleibt trotz vieler Bemühungen und auch Verbesserungen, ein Pflegenotstand für das Jahr 2030, wenn auch deutlich abgeschwächt, bestehen. Zusätzlich ist davon auszugehen, dass der Mangel an Pflegekräften 2020 tendenziell eher größer als 2030 ausfallen wird, da der Bedarf nach Pflegekräften bereits in den nächsten Jahren deutlich zunehmen wird, die Maßnahmen zum Entgegenwirken allerdings in den meisten Fällen Zeit in Anspruch nehmen und nicht ad hoc zu Verbesserungen beitragen.[112]

5.2.2 Abschwächen der Pflegenachfrage

Allein an Stellschrauben zur Erhöhung des Pflegeangebots zu drehen, erscheint also nicht ausreichend, um den drohenden Personalmangel beizukommen. Eine weitere Möglichkeit dem künftigen Pflegenotstand zu begegnen liegt in der Dämpfung der Entwicklung der dementen und somit pflegebedürftigen Menschen bzw. dem benötigten Betreuungsaufwand. Hierzu sollen im Folgenden die Möglichkeiten

---

[109] Vgl. Panke-Kochinke (2014) ,S. 182ff.
[110] Vgl. Brumer (2011), S. 191f.
[111] Vgl. Brumer (2011), S. 197f.
[112] Vgl. Brossardt (2012), S. 35ff.

und Grenzen der 1) Prävention, 2) Neuer Pflegemodelle, 3) Technischer Unterstützungsmöglichkeiten und 4) Verbesserte strukturelle Voraussetzungen diskutiert und auf Auswirkungen der Entwicklung der Pflegebedürftigkeit hin evaluiert werden.

5.2.2.1 Prävention und Aufklärung

Eine Möglichkeit dieser sozioökonomischen Belastung zu begegnen, könnte in der Prävention der Erkrankung liegen. Wie in Kapitel 2.1.3 "Therapie und Risikofaktoren" bereits dargestellt, gibt es beeinflussbare und nicht beeinflussbare Risikofaktoren, die zu einem Demenzsyndrom führen können. Insbesondere die beeinflussbaren Faktoren sind für präventive Maßnahmen von großem Interesse. Derzeit werden mehrere Maßnahmen zur Demenzprophylaxe des Einzelnen diskutiert. Am gesichertsten scheinen die Daten für kardiovaskuläre Demenzen, da deren Risikofaktoren dieselben sind, wie die gut erforschten Risikofaktoren eines Schlaganfalls. Dazu zählt insbesondere die Hypertonie, welche mittels Medikamenten aber gut behandelbar ist.[113] Für die verschiedenen Formen des Demenzsyndroms werden allgemein folgende Maßnahmen angeführt. Als Erstes sei hier eine höhere Schulbildung genannt. Dabei wird diskutiert, ob eine höhere Bildung tatsächlich zu einer geringen Erkrankungswahrscheinlichkeit führt oder die Betroffenen durch einen beispielsweise größeren Wortschatz nur die Fassade der Unversehrtheit länger aufrecht erhalten können als Menschen mit niedrigerer Schulbildung. Weiterhin wird Ernährung als Möglichkeit präventiv aktiv zu werden genannt. In Tierversuchen konnte gezeigt werden, dass eine energiereduzierte Ernährung das Risiko an neurodegenerativen Störungen zu erkranken reduziert.[114] Des Weiteren werden Vitamine und Fischöl als Prophylaxemaßnahmen diskutiert. In Studien konnte nachgewiesen werden, dass Vitamin E, Vitamin B6 und Folsäure das Risiko an einer Alzheimer-Demenz zu erkranken, reduzieren. Fischöl hingegen konnte in Tierversuchen das Fortschreiten der Krankheit verlangsamen und der Erkrankungsanteil in Ländern mit höherem Seefischkonsum ist geringer. Es kann nicht evidenzbasiert davon ausgegangen werden, dass dies reale Folgen des Fischkonsums sind. Darüber hinaus werden die Auswirkungen von Rotweinkonsum auf das Risiko an einer Demenz zu erkranken debattiert. Hier kann aber nur von Vermutungen ausgegangen werden, die darauf hindeuten, dass Rotwein in geringen Dosen das Risiko dementieller Erkrankungen reduziert. Als gesichert gilt hingegen, dass körperliche Aktivität und insbesondere Tanzen zu Musik sowie eine stimulierende Umgebung, in der das Gehirn gefordert und trainiert wird, das Risiko minimieren. Allerdings kann Gedächtnistraining bei bereits erkrankten Personen zu gegenteiligen Effekten führen. In diesem Fall ist ein Biographietraining deutlich sinnvoller.[115] Neben körperlicher Aktivität gelten geistige und soziale Stimulation als wirksame präventive Maßnahmen. Dazu zählen regelmäßiges Lesen, Schreiben von Briefen, kreative Tätigkeiten wie Basteln und Kochen, Reisen und das Erlernen eines Musikinstruments oder einer Fremdsprache.

---

[113] Vgl. Bickel (2003) in Förstl (2003)
[114] Vgl. Flöel (2013), S. 53ff.
[115] Vgl. Kastner, Löbach (2010), S. 82ff.

Laut amerikanischen Forschungen von Barnes und Yaffee stehen rund die Hälfte aller weltweiten Alzheimer-Erkrankungen in Zusammenhang mit beeinflussbaren Risikofaktoren. Eine Verzögerung des Eintretens von Demenzen um fünf Jahre würde die Zahl der Alzheimer-Demenzen nach Schätzungen um bis zu 57% reduzieren. Zwar gelten nicht alle Maßnahmen zur Prävention als wissenschaftlich belegt, aber es gibt keine Argumente, die gegen einen gesunden Lebensstil sprechen. Folglich gilt frühzeitiges Gegensteuern als sinnvoll, nicht zuletzt auch weil viele der genannten Maßnahmen nicht nur das Risiko von Demenzerkrankungen, sondern auch das Risiko an kardiovaskuläre Krankheiten zu erkranken, reduzieren.[116]

Da Prävention als gemeinsame Aufgabe von Bund, Ländern, Kommunen und Sozialversicherungssystem verstanden werden muss, wird weiterhin die Aufnahme von präventiven Hausbesuchen in den Regelleistungskatalog diskutiert. Professionelle Pflegekräfte könnten Pflegebedürftigen und den Angehörigen bzw. Risikogruppen Beratungsgespräche zur selbständigen Alltagsbewältigung im Alter und einer Aufrechterhaltung der körperlichen und geistigen Leistungsfähigkeit anbieten. So können beispielsweise Stürze wirksam durch Ergo- und Physiotherapie verhindert werden. Folglich würden qualifizierte Beratungsgespräche vermutlich zu einer Einsparung der volkswirtschaftlichen Kosten führen.[117]

Ob und in welchem Ausmaß Prävention zur Eindämmung von Demenzerkrankungen führt, kann an dieser Stelle nicht eindeutig quantifiziert werden. Primärprävention erscheint zur Verhinderung eines Demenzsyndroms nicht vorhanden zu sein, da selbst bei frühzeitiger Diagnosestellung keine kausale Therapie bekannt ist, mit der ein Eintreten der Erkrankung verhindert werden kann. Sekundärprävention erscheint hingegen im Bereich von Demenzsyndromen durchaus sinnvoll. So können zum Beispiel Antidementiva die Krankheitsprogression verlangsamen. Allerdings trägt eine Sekundärprävention nicht zur Reduzierung der Demenzerkrankungen bei. Im Gegenteil, durch das Verlangsamen des Fortschreitens der Erkrankung erhöht sich die Zahl der Pflegebedürftigen im Zeitverlauf, da der Einzelne länger pflegebedürftig ist. So kann eine Sekundärprävention das Leben des Einzelnen verlängern und somit also Zugewinn an Lebensqualität angesehen werden, aus volkswirtschaftlicher Sicht trägt dies allerdings eher zu erhöhten Kosten und Versorgungsaufwand bei.[118]

Weiterhin kann eine Aufklärung der Öffentlichkeit angebracht sein, um der breiten Bevölkerung einerseits Anzeichen einer Demenzerkrankung überhaupt bewusst zu machen und andererseits nicht verängstigt mit einem Demenzsyndrom umzugehen. Eine solche Öffentlichkeitsaufklärung wird nach dem Vorbild der WHO am besten durch eine Demenzplanung in sieben Stufen umgesetzt. Solche Pläne bestehen bereits in Frankreich, England, Schweden und Schottland. Der Grundgedanke, der allen Demenzplänen in den verschiedenen Ländern gleich ist, ist die Intention, mit dem Tabu Demenz zu brechen und die Maßnahmen dazu an lokale Bedürfnisse anzupassen. Stufe eins und somit die Grund-

---

[116] Vgl. Flöel (2013), S. 58f. und Barnes, Yaffe (2011), S. 28ff.
[117] Vgl. Die Deutschen Bischöfe (2011), S. 22f.
[118] Vgl. Schauder et al (2006), S.420ff.

lage jeglicher folgender Handlungen stellt die Stärkung des öffentlichen Bewusstseins für ein Demenzsyndrom sowie die Versorgung der Bevölkerung mit Informationen über Anzeichen und Anlaufstellen für Ratsuchende dar. Weiterhin soll das Bewusstsein geschärft werden, dass Demenz jeden betreffen kann, gleichzeitig sollen aber auch Mythen und Ängste beseitigt werden. Während Stufe eins auf die Zeit vor der Diagnose eines Demenzsyndroms abzielt, richtet sich Stufe zwei explizit an die Zeit der Diagnosestellung. Stufe drei richtet sich an Personen, bei denen bereits eine Form von Demenz diagnostiziert wurde und beinhaltet insbesondere Beratung und Bereitstellung von Informationen für Erkrankte und Angehörige bezüglich Planung und Regelung persönlicher Angelegenheiten. Stufe vier behandelt die sich wandelnden Bedürfnisse während einer Erkrankung. Es werden aber nicht nur der Erkrankte, sondern alle Beteiligten, sei es Familie, Freunde oder Pflegedienste, mit eingeschlossen. Denn nicht nur die Präferenzen des dementen Menschen verändern sich mit Fortschreiten der Krankheit, sondern auch die Bedürfnisse der Angehörigen. Von besonderer Bedeutung ist dabei die Einschätzung des Betreuungs- und Pflegeaufwandes. Diese können, wie bereits im Grundlagenteil dargestellt, über eine Pflegeprozessplanung ermittelt und koordiniert werden. Stufe fünf betrifft die Zeit des zunehmenden Pflegebedarfs und der abnehmenden Alltagsfähigkeit des Erkrankten. Meist wird ab diesem Zeitpunkt eine professionelle pflegerische Unterstützung unerlässlich. Der Demenzplan soll helfen, den Angehörigen bereits vorher bewusst zu machen, welche Unterstützungsmöglichkeiten existieren und diese im Bedarfsfall auch zu nutzen. Die Zeit, ab der eine Betreuung rund um die Uhr notwendig ist, beinhaltet Stufe sechs. Unberechenbares Verhalten oder zusätzliche Erkrankungen können zu einer vollstationären Betreuung oder einem Krankenhausaufenthalt führen. Der Demenzplan soll helfen die ständige Versorgung an den Bedürfnissen der Menschen mit Demenz auszurichten. Stufe sieben beschäftigt sich schließlich mit der Palliativpflege und den Fragen eines würdevollen Sterbens der Demenzkranken mit dem obersten Ziel Leiden zu vermeiden.[119] Eine Abschätzung der Auswirkungen eines Demenzplans, der insbesondere Aufklärung und Informieren der Bevölkerung, beinhaltet, erscheint aus ähnlichen Gründen wie bei der Prävention schwierig. So wird durch eine verbesserte Informationslage zwar das Bewusstsein für ein Demenzsyndrom geschärft und Ängste abgebaut, aber vermutlich werden dadurch auch mehr Fälle einer Demenz bemerkt und früher diagnostiziert, wodurch die Zahl der Pflegebedürftigen noch vermehrt ansteigen wird. Weiterhin können Informationen zum Fortschreiten der Krankheit zu einem besseren Verlauf und Umgang mit der Erkrankung für alle Beteiligten führen, jedoch die Information über existierende Angebote auch zu einer erhöhten Nachfrage beitragen. So erscheint es sinnvoll einen Demenzplan einzuführen, da somit die Lebensqualität erhöht und Stress Einzelner vermindert werden kann, eine Abschätzung, ob dadurch der Pflegebedarf auf Bundesebene gemindert werden kann, bleibt aber aus.

5.2.2.2 Neue Wohnformen

Eine weitere Möglichkeit, um den bevorstehenden Belastungen in der Pflegebranche entgegen zu treten, könnte in der Einführungen neuer Wohnformen für alte pflegebedürftige Personen liegen. Wie

---

[119] Vgl. Prince, Jackson(2009), S71.ff

solche Wohnformen aussehen und ob sich dadurch eventuell Pflegepersonal einsparen lässt soll im Folgenden dargestellt werden.

Gemeinschaftliches Wohnen ist zum Trend geworden. Unter dem Motto „Integration statt Ausgrenzung" und „Vernetzung statt Versorgung" sollen neue Wohnformen entstehen.[120] Vor allem ältere Menschen sehen darin viele Vorteile. Gegenseitige Hilfe und Verständnis sind genauso wichtige Faktoren wie der Erhalt gesellschaftlicher Kontakte.[121] Vielen Wohnprojekten liegt der Grundgedanke der sozialen Inklusion zugrunde. Vor dem Hintergrund der zunehmenden Singularisierung der Gesellschaft und einem Zuwachs an Pflegebedürftigen erscheint soziale Inklusion als eine viel versprechende Chance für die Gesellschaft. Demnach soll umfassende Solidarität gegenüber Menschen ausgedrückt werden, die Hilfe- oder Pflegebedarf haben und zusätzlich soll die Lebensqualität durch das Zusammenwohnen, egal ob in einer Wohngemeinschaft, einem Haus oder in Nachbarschaft, gesteigert werden. Vorteile solcher Wohnprojekte scheint auch der Gesetzgeber zu sehen und hat förderliche Rahmenbedingungen für ambulant betreute Wohngemeinschaften geschaffen. So bewirkt die Anhebung der ambulanten Leistungssätze im Zuge des Pflegeweiterentwicklungsgesetztes von 2008, dass sich Betroffene aus rein finanziellen Aspekten eher für eine ambulant betreute Wohngemeinschaft als für eine Unterbringung in einer vollstationären Einrichtung entscheiden. Voraussetzung für diese Leistungen eines Sozialhilfeträgers ist jedoch, dass ein Wohngruppenplatz nicht teurer sein darf als der günstigste Heimplatz vor Ort. Laut einer Studie der Stiftung trias ist aber sowohl die Kosteneffektivität als auch die Lebensqualität in Wohngruppen von Menschen mit gesundheitlichen Einschränkungen messbar höher als in Heimen.[122]

Inzwischen existiert eine Reihe von Wohnkonzepten, die sich zwischen den beiden Möglichkeiten, Leben im Privathaushalt und Leben im Heim, angesiedelt haben. Privathaushalte repräsentieren hierbei den Ort menschlicher Autonomie, während Leben im Heim, diametral und polarisiert positioniert, als das Pendant gesehen wird. Wohnkonzepte bilden somit eine Mischform mit unterschiedlichen starken Ausprägungen in die eine oder andere Richtung. Dazu zählen barrierefreie Wohnungen, angepasste Wohnungen, Wohnstifte, betreutes Wohnen, integriertes Wohnen, Wohnen in Mehrgenerationenhäusern und betreute Wohngemeinschaften.[123] Es scheint dabei nicht die eine Form zu geben, die am besten für dementiell Erkrankte geeignet ist, vielmehr gilt es ein ineinandergreifendes Gesamtkonzept, das sich neben pflegerischen auch auf milieutherapeutische Aspekte und Interventionen sowie auf Personal- und Organisationsentwicklung fokussiert, zu gestalten. Die Konstellation der Bewohner kann ganz unterschiedlicher Natur sein. So können reine Wohngruppen für Demenzkranke bestehen, gleichwohl können auch Wohnkonzepte mit gemischten Krankheitsbildern und gesunden alten Menschen bestehen.[124]

---

[120] Vgl. Görnert-Stuckmann(2010), S. 134f.
[121] Vgl. Görnert-Stuckmann (2010), S. 67f.
[122] Vgl. Schulz-Nieswandt (2012), S. 9ff.
[123] Vgl. Schulz-Nieswandt (2012), S. 25ff.
[124] Vgl. Brinker-Meyendriesch und Erdmann (2011), S.30f.

Das Wohngruppenkonzept stellt in Deutschland bereits eine ernstzunehmende Alternative zu einer Unterbringung in vollstationären Langzeitpflege dar, dennoch steckt das Konzept noch in den Kinderschuhen und es wird dauern, bis Verbund- und Skaleneffekte genutzt werden können. Zusätzlich besteht noch Handlungsbedarf bei der klaren Aufgabenverteilung zwischen allen Beteiligten. Dazu gehören Angehörige, Pflegedienste, Hausärzte und ehrenamtliche Helfer. Dennoch belegt die Studie der trias Stiftung, dass ein Wohngruppenkonzept durch Interaktionen der Bewohner untereinander und mit anderen Beteiligten die Lebensqualität der Bewohner gesteigert werden kann. Zu beachten ist dabei jedoch, dass insbesondere bei dementiellen Erkrankungen interne Wohngruppenprozesse durch das Pflegepersonal gesteuert werden und zielgerichtete Interventionen dynamisch an die Progression der Krankheit angepasst werden müssen.[125]

Eine weitere Möglichkeit der Betreuung dementiell Erkrankter stellen sogenannte Pflegeoasen dar. Diese sind insbesondere für Menschen mit weit fortgeschrittener Demenz konzipiert. Die Pflegebedürftigen leben in einem Raum zusammen. Dadurch sollen die Bewohner mehr Zuwendung als beispielsweise in Einzel- oder Doppelzimmern in herkömmlichen Pflegeeinrichtungen erfahren. Weiterhin ist für Pflegeoasen eine besondere Raumgestaltung, die durch eine besondere Farbgebung und Einsatz von Licht, Musik und Düften gekennzeichnet ist, charakteristisch. Eine Auswertung Leuchtturmprojekts Pflegeoase, das durch das Bundesministerium für Gesundheit gefördert ist, ergab eine Reihe vielversprechender Besserungen gegenüber herkömmlichen Pflegeeinrichtungen. So wiesen Bewohner einer Pflegeoase höhere Werte bezüglich der Lebensqualität auf, erhielten 18 mal pro Woche angeleitete Aktivitäten, im Vergleich zu zwei Aktivitäten pro Woche in der Vergleichsgruppe in konventionellen Pflegeeinrichtungen und es werden zusätzlich Ressourcen beim Pflegepersonal eingespart. Dies liegt vor allem in kürzeren Wegen der Pflegenden begründet. Jedoch gab das Personal aus Pflegeoasen auch eine geringfügig höhere Belastung als Kollegen aus anderen Pflegeeinrichtungen an.[126]

Zusammenfassend lässt sich konstatieren, dass durch neue Wohnformen für dementiell Erkrankte insbesondere die Qualität der Pflegebedürftigen erhöht werden kann. Dies ist jedoch mit einem hohen koordinativen Aufwand durch das Pflegepersonal und einer gründlichen Planung des Wohnraums verbunden. Einsparungen beim Personal sind insbesondere in der frühen Phase dieser neuen Wohnformen nicht zu erwarten. Trotz des hohen Aufwands ist gemeinschaftliches Wohnen nicht teurer als ein herkömmlicher Pflegeheimplatz, bietet den Bewohnern aber in der Regel ein mit einem höheren Grad an Freiheit ausgestaltetes Leben.[127] Sollten sich einzelne Konzepte durchsetzen, so ist durch Verbund- und Synergieeffekte durchaus denkbar, dass die Betreuungszeit reduziert oder Personal eingespart werden kann. Letztlich bleibt die Pflege Demenzkranker aber unabhängig von der Wohnform pflegeintensiv. Demenzkranke benötigen im Vergleich zu nichterkrankten Bewohnern verschiedener Wohnformen eine intensivere soziale Betreuung und mehr Aufmerksamkeit. Um die Beanspruchung

---

[125] Vgl. Schulz-Nieswandt (2012), S. 99ff.
[126] Vgl. BMG (2011), S.66f.
[127] Vgl. Sütterlin(2010), S. 64ff.

der Betreuungskräfte zu reduzieren kann der Einsatz von ausformulierten Handlungsleitlinien oder der Einsatz räumlich-technischer Unterstützungsmaßnahmen angebracht sein.[128]

5.2.2.3 Das Potential von Technologie

Unabhängig von der gewählten Wohnform können technische Assistenzsysteme, die sich unter den Begriff der Milieutherapie subsumieren lassen, zu einer Entlastung des Pflegepersonals auf der einen Seite und zum Erhalt der Autonomie der Pflegebedürftigen auf der anderen Seite durch eine optimale Lebensraumgestaltung beitragen.[129] Zu diesen Technologien zählen Tele Care Systeme und Stand-alone Geräte. Generell verfolgen technischen Hilfen, die zur Unterstützung der Betreuung von demen-tiell Erkrankten eingesetzt werden, die Ziele Sicherheit bei allen Beteiligten zu schaffen, Orientierung Erkrankter zu unterstützen und Geborgenheit von Menschen mit Demenzsyndrom durch Verbleib im gewohnten Umfeld zu gewährleisten. Mit Tele Care Systemen wird im Speziellen darauf abgezielt, ältere Menschen länger zu Hause betreuen zu können, die Überweisungen an Krankenhäuser zu redu-zieren und die Lebensqualität von Pflegenden, Angehörigen und dementiell Erkrankten zu erhöhen. Unter stand-alone Geräten wird eine Bandbreite weiterer technischer Unterstützungsmöglichkeiten zusammengefasst, die darauf abzielen eine selbstständige Alltagsbewältigung aufrecht zu erhalten bzw. zu fördern und in fortgeschrittenen Stadien problematische Verhaltensweisen zu erkennen bzw. zu verhindern. Sie dienen also vorrangig den Erkrankten selbst und indirekt den Angehörigen durch Entlastung in verschiedenen Situationen.[130] Dazu gehören elektronische Uhrenkalender oder Geräte zur Erleichterung bei der Medikamenteneinnahme. Weiterhin existieren Vorrichtungen, die in Verbin-dung mit Alarmsystemen verwendet werden und als intelligente Systeme bezeichnet werden. Rauch-melder, Hitzesensoren, Fall-Detektoren und Bewegungs- oder Lifestyle-Monitore gehören zu dieser Gruppe technischer Hilfen. Sie sind mit einer Alarmkonsole in der Wohnung verbunden und senden im Bedarfsfall automatisiert eine Nachricht an ein Call-Center ab. Von dort aus wird dann entspre-chend auf die jeweilige Nachricht reagiert und Maßnahmen eingeleitet. Des Weiteren gibt es noch intelligente Systeme, die passiv im Hintergrund agieren. Dazu zählen automatische Tür- und Fenster-öffner sowie Beleuchtungsautomatik. Diese Technologien sind weitestgehend als Hilfsvorrichtungen zu verstehen, die den Pflegebedürftigen bei der Alltagsbewältigung unterstützen sollen. Von größerer Bedeutung für die Versorgung von dementiell Erkrankten und die Auswirkung auf die Pflegesituation sind Tele Care Systeme und intelligente Systeme, die in Verbindung mit Alarmsystemen genutzt wer-den. Diese tragen in umfassende Maße zur Entlastung der pflegenden Angehörigen bei und Erhöhen die Sicherheit der Pflegebedürftigen.[131]

Laut ENABLE Projekt (Enabling Technologies for People with Dementia) aus dem Jahr 2005 tragen technische Geräte bei der Betreuung und Pflege dementiell Erkrankter zu einer gesteigerten Lebens-qualität. Im Speziellen wurden in dieser Studie eine elektronische Tag-Nacht Kalenderuhr, eine Vor-

---

[128] Vgl. Saup (2004), S.9f.
[129] Vgl. Sütterlin (2010), S.58f.
[130] Vgl. Stechl (2012), S. 104f.
[131] Vgl. Imes, McCabe (2013), S. 76ff.

richtung zum automatischen Abschalten des Herds, eine intelligente Lampe, die sich automatisch ein-schaltet, wenn jemand nachts das Bett verlässt und Lokalisator für verlorene Gegenstände eingesetzt. Bei einigen Geräten wurden allerdings auch Unzuverlässigkeiten festgestellt, wodurch Stress und Schädigungen bei den Betroffenen entstanden.[132] Die Studie untersuchte jedoch nicht, ob und wie sich der Einsatz von Technologie auf Pflegende auswirkt.

Die Studie „Safe at Home" aus dem Jahr 2002 dagegen untersuchte die Auswirkungen von techni-schen Vorrichtungen zur Unterstützung der Pflege und Betreuung von Menschen mit dementiellen Syndrom im Vergleich zu Menschen ohne Demenzerkrankung. Die Evaluierung erfolgte hinsichtlich Einweisungen in Krankenhäuser oder Pflegeeinrichtungen und anfallender Kosten bei den jeweiligen Behörden. Ergebnis der Studie war, dass der Einsatz technischer Unterstützung zu verringerten Ein-weisungen ins Krankenhaus und Wohnheime führte. Dadurch fielen die anfallenden Kosten bei den jeweiligen Behörden auch geringer aus. Weiterhin wurde eine gesteigerte Lebensqualität bei Erkrank-ten und Pflegenden nachgewiesen. Bei den Pflegenden kam es insbesondere zu einer Reduzierung des Stressniveaus und einem Gefühl von erhöhter Sicherheit. Pflegebedürftige äußerten sich zufrieden, da sie in ihrem gewohnten Umfeld bleiben und weiterhin durch vertraute Angehörige versorgt werden konnten. Voraussetzung für diese positiven Effekte war jedoch die Sicherstellung, dass Technik für den einzelnen Betroffenen die richtige Lösung ist und auf den Einzelfall zugeschnitten ist.[133] Auch diese Studie lässt keinen direkten Rückschluss auf die Auswirkungen auf die Anzahl benötigter Be-treuungspersonen zu. Jedoch wurde nachgewiesen, dass die Lebensqualität pflegender Angehöriger erhöht werden konnte, was dazu beitragen kann, dass dementiell Erkrankte länger informell gepflegt werden können und somit die stationäre Pflege nicht weiter belastet wird.

In der "West Lothian Programme of Smart Technology and Community Care" aus dem Jahr 2006 konnte weiterhin festgestellt werden, dass technologische Assistenzsysteme zudem auch für den Ein-satz in Pflegeheimen geeignet sind. Die Studie kam zu ähnlichen Ergebnissen wie die beiden bereits dargestellten und stellte insbesondere die gesteigerte Lebensqualität in den Vordergrund. Weiterhin wurde aber darauf verwiesen, dass das Personal durch die Innovationen einen Kulturwandel erfuhr und dies zunächst zu ungewohnten Abläufen führte. Der Schwerpunkt ihrer Tätigkeit verlagerte sich von Betreuung und Pflege hin zu Unterstützung und Stärkung der Fähigkeiten der dementen Personen. Weiterhin stellte die Studie heraus, dass bei Menschen mit fortgeschrittener Demenz nur noch der Einsatz passiv agierender Unterstützungssysteme sinnvoll ist.[134]

Mobile Assistenzsysteme hingegen tragen vor allem in der ambulanten Pflege zu signifikanten Ver-besserungen bei. Pflegedienste können mit Hilfe mobiler Lösungen patientenbezogene Daten über Handy oder PDA einsehen und ändern. Zusätzlich besteht die Möglichkeit, Barcodescanner oder Do-kumentationsstifte zur vereinfachten Leistungserfassung zu verwenden. Barcodescanner bieten der

---

[132] Vgl. o. A. (2005), S.1
[133] Vgl. o.A. (2002), S.1
[134] Vgl. Bowes et al (2006), S. 55ff.

Pflegekraft die Möglichkeit, Zeit bei der Dokumentation einzusparen. Jede Leistung wird exakt durch einen Barcode beschrieben. Dieser muss nach Behandlung des Pflegebedürftigen nur eingescannt werden und wird dann automatisch dem jeweiligen Patienten zugeordnet. Ähnliche Vorteile bietet der Dokumentationsstift. Zwar muss hier noch ein Formular zu erbrachten Leistungen ausgefüllt werden, die Auswertung und Digitalisierung erfolgt dann jedoch automatisiert über ein Rastersystem.[135]

Auch dementiell Erkrankte können von mobilen Assistenzsystemen profitieren. So erleichtern technische Hilfsvorrichtungen die Kommunikationsmöglichkeiten für ältere Menschen durch vereinfachte Bedienung oder Sprachsteuerung. Dadurch lässt sich das Risiko sozialer Vereinsamung, das von der Singularisierung der Gesellschaft getrieben wird, verringern. Räumliche Distanzen zu Angehörigen lassen sich durch den Einsatz technischer Assistenzsysteme deutlich leichter überwinden. Pflegekräfte hingegen können von erleichterten Dokumentationsmöglichkeiten bei der Pflege profitieren. Mobile services entlasten Pflegekräfte nicht nur zeitlich, sondern führen auch zu einer verbesserten Koordinations- und Informationsstruktur, wodurch sich Pflegefehler vermeiden lassen. Folglich wird das Stressniveau der Pflegekräfte durch Zeiteinsparungen gesenkt, Unpünktlichkeit kann reduziert werden und eingesparte Zeit bei der Dokumentation kann für Betreuung der Patienten aufgebracht werden. Somit tragen mobile Assistenzsysteme auch zu einer Verbesserung der Pflegequalität bei und können bei optimalen Einsatz sogar zu einer Reduzierung der benötigten Pflegekräfte führen. Eine quantitative Einschätzung der Entlastung der Pflegenden ist aber nicht möglich, da der Markt für mobile Assistenzsysteme noch zu jung ist und Prognosen über dessen Entwicklung mit enormen Unsicherheiten verbunden sind.[136]

Grundsätzlich bringen technologische Neuerungen großes Potential für verschiedene Beteiligte mit sich. Dies hat auch das Department of Health in England erkannt und bereits im Jahr 2005 einen Technologiezuschuss in Höhe von 80 Millionen Pfund gewährt. Einerseits birgt der Einsatz dieser Technologie auch Gefahren, insbesondere für die Erkrankten. Durch den Einsatz elektronischen Monitorings oder elektronischer Überwachung, dazu zählen auch Geräte zur Ermittlung des Standorts von Personen mittels GPS, zur Erkennung risikoreichen Verhaltens, werden dementiell Erkrankte in ihrer Freiheit beschnitten. Dies ist in besonderem Maße von Bedeutung, wenn Erkrankte ihren Willen nicht mehr frei äußern können, technische Hilfen dann ohne volles Einverständnis eingesetzt werden und die Überwachung womöglich dazu genutzt wird, Risikopatienten zu erkennen und diese in ein Pflegeheim zu überweisen oder menschliche Kontakte durch technische Überwachung zu ersetzen.[137] Andererseits kann der Einsatz von technischen Assistenzsystemen auch zur Entlastung von Helfern und Pflegern führen. Dadurch können Überlastungserscheinungen bei Angehörigen und formellen Pflegekräften reduziert, und Pflegebedürftige länger im gewohnten Umfeld versorgt werden. Langfristig gesehen können somit Pflegekräfte eingespart werden, da die Betreuung durch Angehörige zusammen

---

[135] Vgl Binner (2012), S.24f.
[136] Vgl. Binner (2012), S. 61f.
[137] Vgl. Innes, McCabe (2013), S. 75f.

mit ambulanter Unterstützung weniger personalintensiv als eine vollstationäre Betreuung ist.[138] Da sich der Markt für technische Assistenzsysteme noch im Bereich der Einführungs- bzw. Wachstumsphase befindet und schwierig abzuschätzen ist, ob und wie stark sich Technologien zur Unterstützung Demenzkranker großflächig durchsetzen werden, kann auch keine quantitative Einschätzung bezüglich des Potentials zur Einsparung an Pflegekräften gegeben werden. Die Tendenz spricht aber eher für eine Entlastung der menschlichen Ressource. Zu beachten ist jedoch, dass für Anschaffung, Einführung, Personalschulung und Implementierung neuer Abläufe zunächst einmal finanzielle Mittel aufgewendet werden müssen.[139]

Trotz der Feststellung durch verschiedene Studien, dass neue Technologien sowohl in Form von stand-alone Lösungen als auch als Teil eines Tele Care Systems für dementiell Erkrankte, Angehörige, Leistungserbringer und Kostenträger erhebliche Vorteile bietet, werden diese Technologien nach wie vor nicht großflächig eingesetzt. Erst dadurch würden sich jedoch die Einsparpotentiale realisieren lassen. Dies liegt zum Teil daran, dass die Nutzerperspektive bei der Entwicklung verschiedener Systeme unzureichend ausgeprägt ist. Dadurch bleibt Potential für Marktwirtschaft und Kunden sinnvoller technologischer Hilfen ungenutzt, obwohl hoher Bedarf an adäquaten Lösungen besteht.[140]

Der Markt für technische Unterstützungsangebote befindet sich noch in einem frühen Stadium und es ist davon auszugehen, dass es sich um einen aufsteigenden Markt handelt, der in Zukunft aufgrund eines über mehrere Dekaden anhaltenden Nachfrageanstiegs nach Pflegeleistungen noch stark an Bedeutung gewinnen wird.[141] Weiterhin können technische Assistenzsysteme dazu beitragen, den gesetzlichen Bestimmungen, ambulant vor stationär, nachzukommen. Dadurch sind Technologien zur Unterstützung dementiell Erkrankter nicht nur für Kostenträger, sondern auf Bundesebene auch für Behörden von Interesse.[142]

5.2.2.4 Strukturelle Voraussetzungen verbessern

Ganzheitliche Lösungen sind notwendig, um bevorstehenden Problemen in der Versorgung und Pflege von dementiell Erkrankten zu begegnen. Diese müssen jedoch stark regional individualisiert werden. So ist es notwendig die Bundesgesetzgebung auf eine Rahmengesetzgebung mit weitgehendem Verzicht auf detaillierte Lösungen umzustellen, um den Herausforderungen des drohenden Mangels an Pflegekräften zu begegnen. Einzelne Lösungen, die auf Bundesebene verordnet werden scheinen nicht mehr zielführend zu sein. Vielmehr gilt es regionale Kompetenzen zu stärken, da die Anforderungen an unterschiedlichen Orten aufgrund regionaler Besonderheiten hinsichtlich Altersstruktur, finanziellen Möglichkeiten, Wünschen und Werten der Pflegebedürftigen und Pflegenden zu verschieden sind. Eine Verwirklichung der Grundsätze der sozialen Marktwirtschaft nach Ludwig Erhard scheint auch für Gesundheit und Pflege die Lösung der Zukunft zu sein.

---

[138] Vgl. Rode-Schubert (2012), S. 88f.
[139] Vgl. Hoffmann (2012), S. 26ff.
[140] Vgl. Rode-Schubert (2012), S. 88f.
[141] Vgl. Innes, McCabe (2013), S. 85 und Rode-Schubert (2012), S. 64ff.
[142] Vgl. Rode-Schubert (2012), S. 85f.

Sind die richtigen Rahmenbedingungen geschaffen, so liegt die Hauptaufgabe bei den Kommunen und Gemeinden.[143] Um die Versorgung stärker zu regionalisieren und kommunalisieren, gilt es, die vier Leistungsbereiche ambulant medizinische Versorgung, akutstationäre medizinische Versorgung, Pflege und Rehabilitation besser zu koordinieren und ein Konkurrieren um Fachkräfte zu verhindern. Vielmehr erscheinen leistungs- und sektorenübergreifende Verbünde, die regionale Besonderheiten erfassen, zielführend für eine Sicherstellung der Versorgung von Pflegebedürftigen zu sein.

Zur Umsetzung dieser integrativen Regionalisierung werden allerdings zusätzliche Finanzmittel notwendig sein. Es ist die Aufgabe der Politik, wie Finanzströme so in die Regionen geleitet werden können, dass erforderliche Ressourcen zur Verfügung stehen, ohne jedoch die insgesamt benötigten finanziellen Mittel deutlich zu erhöhen. Aufgrund der vielen unterschiedlichen Interessen stellt die Verteilung der monetären Ressourcen wohl die schwierigste Aufgabe zur Sicherstellung einer integrativen Versorgung dar.[144]

Aber nicht nur die vier Leistungsbereiche konkurrieren untereinander, sondern auch viele privatwirtschaftliche Dienstleister innerhalb eines Leistungsbereichs stehen im Wettbewerb zueinander. Durch diese Abschottung der einzelnen Anbieter erlangen Pflegebedürftige und Angehörige jedoch nicht immer alle Informationen und Unterstützungsmöglichkeiten. In Frankreich wurden deswegen sogenannte "lokale Informations- und Koordinationszentren" (CLICs) gebildet, die als Anlaufstelle für Betroffene konzipiert sind. Solche Zentren existieren mit verschiedenen Abstufungen. Allen gemeinsam ist, dass sie der Informationsbeschaffung dienen, geeignete Vorgehensweisen erarbeiten und Kontakte in Nähe zum Wohnort der Pflegebedürftigen vermitteln. Diese Zentren sind nicht immer auf chronisch degenerative Erkrankungen beschränkt, sondern gelten vielmals als allgemeine Anlaufstelle für ältere Menschen. Jedoch hat sich der Einsatz im Bereich der dementiellen Erkrankungen in besonderem Maße als erfolgsversprechend erwiesen. Bei CLICs der Stufe drei können zusätzliche Hilfepläne nach individuellen Anforderungen durch Mitarbeitern erstellt und deren Durchführung begleitet und überwacht sowie Experten im Bedarfsfall hinzugezogen werden. Ähnliche Modelle zur integrierten Versorgung wurden auch in Deutschland bereits unter dem Begriff der Pflegestützpunkte eingeführt. Auch sie verfolgen das Ziel, Pflegebedürftigen und Angehörigen Informationen zu vermitteln, passende Angebote nahe dem Wohnort ausfindig zu machen und deren Finanzierung zu sichern. Laut Auswertung von Pilot-Pflegestützpunkten des Kuratoriums Deutsche Altershilfe in 15 Bundesländern beraten diese Einrichtungen unabhängig und schließen auch Ehrenamt und Selbsthilfe mit ein. Die Bundesregierung verfolgt mit dem Projekt „Allianz für Menschen mit Demenz" ebenfalls das Ziel einer verbesserten Koordination verschiedener Akteure bei der Versorgung und Pflege von Menschen mit Demenz. Dies soll durch so genannte Lotsen, die auf ein Netzwerk aus allen Beteiligten zurückgreifen können und die, die jeweils erforderlichen Hilfen veranlassen, geschehen. Durch das verbesserte Zusammenspiel der verschiedenen Akteure lassen sich manchmal Unterbringungen im Heim

---

[143] Vgl. Sütterlin (2010), S. 60
[144] Vgl. Beske (2011), S. 12f.

aufschieben oder ganz verhindern. Auch die im Kapitel 5.2.2.3 behandelten Technologien können zu einer besseren Vernetzung verschiedener Beteiligter beitragen. Insbesondere Assistenzdienstleistungen können dazu beitragen Anpassungen an Dezentralisierungs- und Vernetzungsanforderungen zu erfüllen.[145] Weiterhin können Prävention und Maßnahmen der Rehabilitation bei verringerten Schnittstellenproblemen dazu beitragen, Krankenhausausaufenthalte zu minimieren oder die Wiederaufnahmerate zu reduzieren. Somit können Modelle zur integrierten Versorgung zur Entlastung von Pflegepersonal führen. Zum einen ist die ambulante Pflege, wie bereits mehrfach erwähnt, nicht so personalintensiv wie eine vollstationäre Versorgung. Zum anderen können Engpässe beim Pflegepersonal in akutstationären Einrichtungen durch geringere Einweisungsraten aufgrund verbesserter Prävention reduziert werden.[146]

Ziel der integrierten Versorgung ist es, Ineffizienzen zwischen den einzelnen Disziplinen und Sektoren aufzulockern und eine bessere Vernetzung des Gesundheitswesens zu realisieren. Dies soll durch individuelle Verträge auf einzelvertraglicher Basis zwischen verschiedenen Akteuren geschehen. Dadurch soll die disziplinen- und sektorenübergreifende Zusammenarbeit unterschiedlicher Berufsgruppen zu einer umfassenden und kontinuierlichen Versorgung der Patients gefördert werden. Integrierte Versorgung und technische Assistenzsysteme sind dabei nicht als zwei verschiedene Möglichkeiten zur Effizienzsteigerung zu sehen, vielmehr ist eine Kombination aus beiden Maßnahmen zielführend, um Schnittstellenprobleme zu reduzieren. Ziel der integrierten Versorgung ist eine verbesserte sektorenübergreifende Zusammenarbeit. Technische Assistenzsysteme können dazu beitragen. Zusätzlich können aber auch innovative Technologien und intelligente Services zur Verfügung gestellt werden, die auf ein weitgehend autonomes Leben von Menschen bis ins hohe Alter abzielen.[147] Übergeordnetes Ziel muss die Zusammenführung von medizinischer und ökonomischer Verantwortung sein, um sowohl bei Kostenträgern als auch bei Leistungserbringern Anreize für eine effektive und effiziente Behandlung zu schaffen. So können insbesondere bei chronischen Erkrankten Arztbesuche eingespart, Kosten reduziert und im Idealfall für die Auswertung in dieser Arbeit, Personal eingespart werden.[148] Dies wurde auch vom Gesetzgeber erkannt und folglich existiert das Leuchtturmprojekt Demenz, das aus elf Projekten besteht, die sich mit der Vernetzung von Versorgungsstrukturen beschäftigen und dadurch entstehende Potentiale bestätigt. Die Ergebnisse dieser Leuchtturmprojekte reichen von Effizienzsteigerungen bei der Versorgung über Entlastung Angehöriger und Pflegender bis zu Optimierung der Abläufe bei Pflegenden.[149]

Die Vernetzung im Gesundheitswesen bietet großes Potential für die Zukunft. Nicht nur drohenden Engpässen in der Pflege kann damit begegnet werden, es können auch Kosten eingespart und die Versorgung Kranker und Pflegebedürftiger verbessert werden. Dennoch stehen der Einführung flächendeckender Vernetzung einige Herausforderungen bevor. Um eine künftige Umsetzung mit Nutzung der

---

[145] Vgl. Rode-Schubert (2012), S. 89
[146] Vgl. Sütterlin (2010), S. 60
[147] Vgl. Binner (2012), S.43f.
[148] Vgl. Binner (2012), S. 38f.
[149] Vgl. BMG (2011), S. 68ff.

Potentiale zu gewährleisten, müssen allen Beteiligten die Chancen und Risiken offen gelegt werden. Nur eine transparente Diskussion kann zu einer erfolgreichen Implementierung der Vernetzung im Gesundheitswesen über Disziplinen- und Sektorengrenzen hinweg führen.[150]

---

[150] Vgl. Reiter et al (2012), S. 24f.

6. Fazit und Ausblick

Das dementielle Syndrom stellt eine der beiden häufigsten Diagnosen für den Eintritt in die Pflegebedürftigkeit dar und geht mit enormen Einbußen an Lebensqualität einher. Aus den kognitiven Einschränkungen der Erkrankung resultiert ein besonderer Bedarf an Betreuung und Pflege, da auch die Alltagsbewältigung mit Fortschreiten der Erkrankung nicht mehr selbstständig möglich ist. Demenzerkrankungen stellen die folgenschwerste psychische Erkrankung im Alter dar, die mit besonderen gesundheitsökonomischen Belastungen einhergeht.[151] Neben den Besonderheiten bei der Betreuung und Pflege von dementiell veränderten Menschen, die sowohl quantitativ als auch qualitativ eine Herausforderung für Pflegekräfte darstellen, hat die Pflegebranche mit den Folgen des demographischen Wandels und der geringen Attraktivität des Pflegeberufs zu kämpfen. In der Konsequenz ergibt sich eine drohende Versorgungslücke ab dem Jahr 2020. Diese wird bis zum Jahr 2030 je nach zu Grunde gelegter Prognose und Annahmen zwischen 260.000 und 430.000 Vollzeitkräften betragen. Um diesem Notstand in der Pflege entgegen zu wirken kann jedoch grundsätzlich versucht werden, das Pflegeangebot zu stärken oder die Pflegenachfrage abzuschwächen. Beide Bereiche bieten eine Vielzahl an Möglichkeiten und Stellschrauben. Jedoch scheinen Lösungen für einzelne Bereiche allein nicht ausreichend, um eine adäquate Versorgung von Menschen mit dementiellen Syndrom zu gewährleisten. Diese können zwar zu einer Verringerung der Diskrepanz zwischen Pflegebedarf- und -angebot führen und die Situation einzelner Pflegebedürftiger signifikant verbessern, jedoch die drohende Versorgungslücke nicht schließen. Dazu scheint es notwendig zu sein, strukturelle Voraussetzungen dahingehend zu verbessern, dass regionale Kompetenzen gestärkt werden und Leistungs- und Sektorengrenzen überwunden werden, um besser und schneller auf Besonderheiten aller an der Pflege und Betreuung dementiell Erkrankter reagieren zu können. Neben einer integrativen Regionalisierung sind eine Rahmengesetzgebung und sinnvolle Verteilung der Gelder auf Bundesebene notwendig. Sind die strukturellen Voraussetzungen vorhanden, dass leistungs- und sektorenübergreifende Ineffizienzen aufgelöst und regionale Kompetenzen gestärkt werden, können alle weiteren unter Kapitel 5.2 genannten Maßnahmen zur Behebung des drohenden Notstands in der Pflege beitragen. Greifen Maßnahmen zur zahlenmäßigen und qualitativen Stärkung der Pflegekräfte und Maßnahmen zur Reduzierung des Pflegeaufwands von dementiell Erkrankten ineinander, ist der Versorgungslücke in der Pflege zu beizukommen. Zu beachten ist, dass Maßnahmen zur Verhinderung des Pflegenotstands zügig ergriffen werden müssen, da einige Interventionen nicht ad hoc wirken und nur ein erfolgreiches Zusammenspiel verschiedener Maßnahmen zielführend ist. So führt eine Erhöhung der Ausbildungsplätze in der Altenpflege nicht unverzüglich zu einer Verbesserung der Situation. Vielmehr müssen Nachwuchskräfte erst die Ausbildung durchlaufen, bevor sie als vollwertige Arbeitskräfte in der Pflege zur Verfügung stehen. Kurzfristig kann hingegen eine Steigerung des zivilgesellschaftlichen Engagements durch entsprechende Aktionen zu einer Verbesserung der Situation beitragen.

---

[151] Vgl. Abholz (2004), S. 4ff.

Viele der genannten Maßnahmen sind nicht nur sinnvoll, um einen drohenden Pflegenotstand abzuwenden. Sie tragen auch zu einer Vielzahl weiterer Verbesserungen in der Versorgung von Menschen mit Demenz bei. Zum einen belegen Studien, dass die Lebensqualität Pflegebedürftiger durch angepasste Wohnformen oder technische Assistenzsysteme signifikant erhöht werden kann. Weiterhin tragen technische Assistenzsysteme beispielsweise auch zu Entlastungen der Angehörigen oder zu Zeiteinsparungen bei formellen Pflegekräften bei. Zum anderen können durch die Vielzahl der Maßnahmen Synergie- und Verbundeffekte erzeugt werden, die zu Einsparungen an sozioökonomischen Kosten, durch verringerte Krankenhausaufenthalte oder geringe stationäre Pflegequoten, führen.[152]

---

[152] Vgl. Christen (2010), S. 151ff.

Literaturverzeichnis

Abholz, Heinz-Harald; Essers, Michael (2004): Demenz als Versorgungsproblem. 1. Aufl. Hamburg: Argument-Verl. (Kritische Medizin im Argument, Bd. 40).

Alzheimer Europe: Dementia in Europe Yearbook 2006. Including the Alzheimer Europe Annual Report 2005. Alzheimer Europe. Online verfügbar unter http://ec.europa.eu/health/archive/ph_information/reporting/docs/2006_dementiayearbook_en.pdf, zuletzt geprüft am 29.06.2014.

Alzheimer's Association (2010): Alzheimer's Disease. Facts and Figures. Online verfügbar unter http://www.alz.org/documents_custom/report_alzfactsfigures2010.pdf, zuletzt geprüft am 23.06.2014.

Alzheimer's Association (2014): 2014 Alzheimer's Disease. Facts and Figures. Online verfügbar unter http://www.alz.org/downloads/facts_figures_2014.pdf, zuletzt geprüft am 23.06.2014.

Barnes, D.; Yaffe, K. (2011): The projected effect of risk factor reduction on Alzheimer's disease prevalence.

Bartholomeyczik, Sabine; Vollmar, Horst Christian (2014): Leben mit Demenz im Jahr 2030. Ein interdisziplinäres Szenario-Projekt zur Zukunftsgestaltung. Weinheim [u.a.]: Beltz Juventa (Versorgungsstrategien für Menschen mit Demenz).

Beske, Fritz (2011): Sechs Entwicklungslinien in Gesundheit und Pflege. Analyse und Lösungsansätze. Kiel: Schmidt & Klaunig (Schriftenreihe / Fritz-Beske-Institut für Gesundheits-System-Forschung, Kiel, 119).

Binner, Simone (2012): Mobile Assistenzsysteme zur Vernetzung von ambulanten Pflegediensten mit Angehörigen und weiteren Akteuren im Pflegewesen. Hamburg: Kovac (Schriftenreihe Innovative Betriebswirtschaftliche Forschung und Praxis, 334).

Bowes, Alison M.; McColgan, Gillin; Bell, David N. F (2006): Smart technology and community care for older people in West Lothian, Scotland. Edinburgh: Age Concern Scotland.

Braun, Melanie (2009): Dementia Caregiver Burden: A Dyadic Approch towards a more comprehensive Pictue of Spousal Caregiving. Dissertation. Universität, Zürich. Theologische Fakultät.

Brinker-Meyendriesch, Elfriede; Erdmann, Anke (2011): Demenz: Leben und Lernen im Modellheim Haus Schwansen. Forschungsergebnisse aus dem Leuchtturmprojekt "TransAltern". Frankfurt am Main: Mabuse-Verl.

Brossardt, Betram (2012): Pflegelandschaft 2030. Studie. Unter Mitarbeit von Prognos AG. Hg. v. Vereinigung der Bayerischen Wirtschaft e. V. Online verfügbar unter http://www.prognos.com/fileadmin/pdf/publikationsdatenbank/121000_Prognos_vbw_Pflegelandschaf t_2030.pdf, zuletzt geprüft am 05.07.2014.

Buell Whitworth, Helen; Withworth, James; Steininger, Anita; Lindenmann, Ruth (2013): Das Lewy-Body-Demenz Buch. Wissen und Tipps zum Verstehen und Begleiten. Bern: Huber (Hans Huber Programmbereich Pflege).

Bundesinstitut für Bevölkerungsforschung (2014): Altenquotient. Bundesinstitut für Bevölkerungsforschung. Online verfügbar unter http://www.bib-demografie.de/SharedDocs/Glossareintraege/DE/A/altenquotient.html?nn=3071458, zuletzt geprüft am 01.07.2014.

Bundesministerium für Familie, Senioren, Frauen und Jugend (2013): Demenz: Lebensqualität verbessern und Pflegende unterstützen. Hg. v. Bundesministerium für Familie, Senioren, Frauen und Jugend. Online verfügbar unter http://www.bmfsfj.de/BMFSFJ/Aeltere-Menschen/demenz.html, zuletzt geprüft am 05.07.2014.

Bundesministerium für Gesundheit (Hg.) (2011): Im Dialog: Zukunft der Pflege. Berlin. Online verfügbar unter https://www.m-r-n.com/fileadmin/user_upload/Image/04_Planung_Entwicklung/06_Entwicklung/Arbeitsmarkt/vbf/110 926_zukunft_pflege_ergebnisse.pdf, zuletzt geprüft am 07.07.2014.

Bundesministerium für Gesundheit (2011): Leuchtturmprojekt Demenz. Hg. v. Bundesministerium für Gesundheit. Online verfügbar unter http://www.bmg.bund.de/fileadmin/dateien/Publikationen/Pflege/Berichte/Abschlussbericht_Leuchttur mprojekt_Demenz.pdf, zuletzt geprüft am 13.07.2014.

Bundesministerium für Gesundheit (2014a): Pflege. Pflegestufen. Hg. v. Bundesministerium für Gesundheit. Online verfügbar unter http://www.bmg.bund.de/pflege/pflegebeduerftigkeit/pflegestufen.html, zuletzt aktualisiert am 12.07.2014.

Bundesministerium für Gesundheit (2014b): PFLEGEKRÄFTE. Pflegefachkräftemangel. Hg. v. Bundesministerium für Gesundheit. Online verfügbar unter http://www.bmg.bund.de/pflege/pflegekraefte/pflegefachkraeftemangel.html, zuletzt geprüft am 30.06.2014.

Bundesministerium für Gesundheit (08.05.2014c): Pflege. Demenz: Eine Herausforderung für die Gesellschaft. Online verfügbar unter http://www.bmg.bund.de/pflege/demenz/demenz-eine-herausforderung-fuer-die-gesellschaft.html, zuletzt geprüft am 24.06.2014.

Bundesministerium für Gesundheit (12.05.2014d): Pflege. Pflegebedürftigkeit. Online verfügbar unter http://www.bmg.bund.de/pflege/pflegebeduerftigkeit/pflegebeduerftigkeit.html, zuletzt geprüft am 22.06.2014.

Christen, Markus; Osman, Corinna; Baumann-Hölzle, Ruth (2010): Herausforderung Demenz. Spannungsfelder und Dilemmata in der Betreuung demenzkranker Menschen. Bern, New York: P. Lang (Interdisziplinärer Dialog--Ethik im Gesundheitswesen, Bd. 9).

Destatis (2011): Bevölkerungsentwicklung. Statistisches Bundesamt. Online verfügbar unter https://www.destatis.de/DE/ZahlenFakten/GesellschaftStaat/Bevoelkerung/Bevoelkerung.html, zuletzt geprüft am 12.07.2014.

Deutsche Alzheimer Gesellschaft (Hg.) (2012): Die Epidemiologie der Demenz. Unter Mitarbeit von Dr. Horst Bickel. Deutsche Alzheimer Gesellschaft e.V. Selbsthilfe Demenz (Das Wichtigste – Informationsblätter, 1). Online verfügbar unter http://www.deutsche-alzheimer.de/fileadmin/alz/pdf/factsheets/FactSheet01_2012_01.pdf, zuletzt geprüft am 23.05.2014.

Deutsche Alzheimer Gesellschaft Oldenburg e. V. (2014): Demenz - eine Alterskrankheit. Deutsche Alzheimer Gesellschaft Oldenburg e. V. Online verfügbar unter http://www.alzheimer-oldenburg.de/rahmen.php?id=23, zuletzt geprüft am 24.05.2014.

Deutscher Berufsverband für Pflegebedürftige; Arbeitsgemeinschaft deutscher Schwesternverbände und Pflegeorganisationen e.V. (2005): Brennpunkt Pflege. Zur Situation der beruflichen Pflege in Deutschland. Hg. v. Bundeskonferenz der Pflegeorganisationen. Online verfügbar unter http://www.dbfk.de/download/download/brennpunkt-pflege.pdf, zuletzt geprüft am 07.07.2014.

Deutscher Bundestag (17.11.2000): Gesetz über die Berufe in der Altenpflege (Altenpflegegesetz - AltPflG), vom 17.11.2000. Online verfügbar unter http://www.gesetze-im-internet.de/bundesrecht/altpflg/gesamt.pdf.

Deutsches Zentrum für Altersfragen (2002): Hochaltrigkeit und Demenz als Herausforderung an die Gesundheits- und Pflegeversorgung. Hannover: Vincentz (Expertisen zum Vierten Altenbericht der Bundesregierung, 3).

Die Deutschen Bischöfe (2011): Die Zukunft der Pflege im Alter. Ein Beitrag der katholischen Kirche. Nr. 92. Hg. v. Sekreteriat der Deutschen Bischofskonferenz. Bonn.

Flöel, Agnes (2013): Alzheimer - unabwendbares Schicksal? Moderne Wege zu mentaler Gesundheit. Stuttgart: Schattauer.

Förstl, Hans (2003): Antidementiva. Mit 39 Tabellen. 1. Aufl. München [u.a.]: Urban & Fischer.

Förstl, Hans (2009): Demenzen in Theorie und Praxis. Mit 46 Tabellen. 2., aktualisierte und überarb. Aufl. Heidelberg: Springer.

Gogia, Prem P.; Rastogi, Nirek (Hg.) (2014): Alzheimer-Rehabilitation. Menschen mit Demenz stabilisieren und rehabilitieren. Unter Mitarbeit von Sylke Werner und Ute Villwock. 1. Aufl. Bern: Verlag Hans Huber (Altenplege - Demenz).

Görnert-Stuckmann, Sylvia (2010): Wohnen im Alter planen und organisieren. 1. Aufl. München: BC Publ. (BC-Ratgeber : Beruf & Gesellschaft).

Held, Christoph (2013): Was ist "gute" Demenzpflege? Demenz als dissoziatives Erleben - ein Praxishandbuch für Pflegende. 1. Aufl. Bern: Huber (Altenpflege - Demenz).

Held, Christoph (2013): Was ist "gute" Demenzpflege? Demenz als dissoziatives Erleben - ein Praxishandbuch für Pflegende. 1. Aufl. Bern: Huber (Altenpflege - Demenz).

Hoffmann, Stefan (2012): Angewandtes Gesundheitsmarketing. In: *Angewandtes Gesundheitsmarketing*.

Humer, Brigitte (Hg.) (2011): Herausforderung Demenz. Linz: Ed. Pro Mente (Schriften zur sozialen Arbeit, Bd. 19).

Innes, Anthea; McCabe, Louise (Hg.) (2013): Demenzevaluation. Praxishandbuch zur Bewertung der Versorgung von Menschen mit Demenz. 1. Aufl. Bern: Huber (Demenz).

Institut der deutschen Wirtschaft Köln (2012): Pflege in Deutschland. Eine Megaaufgabe für alle. Hg. v. Institut der deutschen Wirtschaft Köln, Bundesarbeitsgemeinschaft SCHULEWIRTSCHAFT. Institut der deutschen Wirtschaft Köln (Thema Wirtschaft, 131).

Kastner, Ulrich; Löbach, Rita (2010): Handbuch Demenz. 2. Aufl. München: Elsevier, Urban & Fischer.

Kaun, Anika; Lenzen, Ulrike (2012): Demenz-Label. Gute Pflege und Betreuung dementiell veränderter Menschen in Pflegeheimen ; [Ergebnisse und Perspektiven eines Projekts der StädteRegion Aachen]. Hg. v. Manfred Borutta. Marburg: Tectum-Verl.

Kitwood, Tom M. (2008): Demenz. Der person-zentrierte Ansatz im Umgang mit verwirrten Menschen. 5., erg. Aufl. Hg. v. Christian Müller-Hergl. Bern: Huber (Pflegepraxis - Altenpflege).

Kofahl, Christopher (2006): SUMMARY OF MAIN FINDINGS FROM EUROFAMCARE (Services for Supporting Family Carers). Online verfügbar unter http://www.uke.de/extern/eurofamcare/documents/deliverables/summary_of_findings.pdf, zuletzt geprüft am 15.07.2014.

Krollner, Börn (2014): ICD Code 2014. Unter Mitarbeit von Dirk Krollner. Hg. v. Börn Krollner. Online verfügbar unter http://www.icd-code.de/icd/code/F00.-*.html, zuletzt geprüft am 23.05.2014.

Kuhn, Daniel; Verity, Jane; Strunk-Richter, Gerlinde (Hg.) (2012): Die Kunst der Pflege von Menschen mit Demenz. [den Funken des Leben leuchten lassen]. 1. Aufl. Bern: Huber (Altenpflege Demenz). Online verfügbar unter http://www.socialnet.de/rezensionen/isbn.php?isbn=978-3-456-85038-2.

Kunz, Simon (2009): Key issues in the economic evaluation of interventions for people with dementia. Dissertation. Ludwig-Maximilians-Universität, München. Fakultät für Betriebswirtschaft.

May, Hazel; Edwards, Paul; Brooker, Dawn (2011): Professionelle Pflegeprozessplanung. Personzentrierte Pflegeplanung für Menschen mit Demenz. deutschsprachige Ausg. 2011. Bern: Huber (Altenpflege - Demenz).

o. A. (2002): Northampton Safe at Home Project. Online verfügbar unter http://www.fastuk.org/research/projview.php?id=567, zuletzt geprüft am 12.07.2014.

o. A. (2005): ENABLE Project. Online verfügbar unter http://www.enableproject.org/html/summary.html, zuletzt geprüft am 12.07.2014.

Panke-Kochinke, Birgit (2014): Menschen mit Demenz in Selbsthilfegruppen. Krankheitsbewältigung im Vergleich zu Menschen mit Multipler Sklerose. Weinheim, Basel: Beltz Juventa (Versorgungsstrategien für Menschen mit Demenz).

Prince, Martin; Jackson, Jim (2009): World Alzheimer Report 2009. Hg. v. Alzheimer's Disease Internationa. London. Online verfügbar unter http://www.alz.co.uk/research/files/WorldAlzheimerReport.pdf, zuletzt geprüft am 11.07.2014.

Prince, Martin; Prina, Matthew; Guerchet, Maëlenn (2013): World Alzheimer Report 2013. Journey of Caring. An analysis of long-term care for dementia - Executive Summary. Hg. v. Alzheimer's Disease International. London. Online verfügbar unter http://www.alz.co.uk/research/WorldAlzheimerReport2013ExecutiveSummary.pdf, zuletzt geprüft am 05.07.2014.

Reiter, Bettina; Turek, Jürgen; Weidenfeld, Werner (2011): Telemedizin-Zukunftsgut im Gesundheitswesen. Gesundheitspolitik und Gesundheitsökonomie zwischen Markt und Staat. 1. Aufl. München: Ludwig-Maximilians-Uni Mchn (CAP Analyse).

Rode-Schubert, Christina (Hg.) (2012): Ambient Assisted Living - ein Markt der Zukunft. Potenziale - Szenarien - Geschäftsmodelle. Berlin, Offenbach: VDE-Verl.

Rothgang, Heinz (2010): Schwerpunktthema: Demenz und Pflege. St. Augustin: Asgard-Verl (Schriftenreihe zur Gesundheitsanalyse, 5).

Rothgang, Heinz; Müller, Rolf; Unger, Rainer (2012): Themenreport „Pflege 2030". Was ist zu erwarten – was ist zu tun? Unter Mitarbeit von Thomas Klie, Anne Göhner und Birgit Schuhmacher. Hg. v. Bertelsmannstiftung. Gütersloh.

Rothgang, Heinz; Müller, Rolf; Unger, Rainer (2013): Schwerpunktthema: Reha bei Pflege. Siegburg: Asgard-Verl.-Service (Schriftenreihe zur Gesundheitsanalyse, 23).

Satistisches Bundesamt (2013): Pflegestatistik 2011. Pflege im Rahmen der Pflegeversicherung - Deutschlandergebnisse. Hg. v. Statistisches Bundesamt. Wiesbaden. Online verfügbar unter

https://www.destatis.de/DE/Publikationen/Thematisch/Gesundheit/Pflege/PflegeDeutschlandergebniss
e5224001119004.pdf?__blob=publicationFile, zuletzt geprüft am 30.06.2014.

Sauerbrey-Merkel, Günther (2013): Defizite in der Versorgung der Menschen mit Demenz in Deutschland - Ursachen, Konsequenzen, Lösungsansätze. Eine empirische und institutionenökonomische Analyse. Bayreuth: Verl. P.C.O. (Schriften zur Gesundheitsökonomie, 76).

Saup, Winfried (2004): Demenzbewältigung im betreuten Seniorenwohnen. Ergebnisse einer bundesweiten Umfrage. 1. Aufl. Augsburg: Verlag für Gerontologie Alexander Möckl.

Schauder, P.; Berthold, H.; Eckel, H.; Ollenschläger, G. (2006): Zukunft sichern: Senkung der Zahl chronisch Kranker. Verwirklichung einer realistischen Utopie. Köln: Deutscher Ärzte-Verlag.

Schulz-Nieswandt, Frank (2012): Neue Wohnformen im Alter. Wohngemeinschaften und Mehrgenerationenhäuser. 1. Aufl. Stuttgart: Kohlhammer.

Statistisches Bundesamt (2009): Bevölkerung Deutschlands bis 2060. 12. koordinierte Bevölkerungsvorausberechnung. Hg. v. Statistisches Bundesamt. Wiesbaden. Online verfügbar unter https://www.destatis.de/DE/Publikationen/Thematisch/Bevoelkerung/VorausberechnungBevoelkerung /BevoelkerungDeutschland2060Presse5124204099004.pdf?__blob=publicationFile, zuletzt geprüft am 01.07.2014.

Statistisches Bundesamt (11.08.2010): Hohe Kosten durch Demenz und Depressionen. Nöthen, Manuela. Online verfügbar unter https://www.destatis.de/DE/PresseService/Presse/Pressemitteilungen/2010/08/PD10_280_23631.html, zuletzt geprüft am 12.07.2014.

Statistisches Bundesamt (2010): Demografischer Wandel in Deutschland. Auswirkungen auf Krankenhausbehandlungen und Pflegebedürftige im Bund und in den Ländern. Hg. v. Statistische Ämter des Bundes und der Länder. Wiesbaden (Demografischer Wandel in Deutschland, Heft 2).

Stechl, Elisabeth (2012): Praxishandbuch Demenz. Erkennen - Verstehen - Behandeln. Frankfurt a.M: Mabuse-Verlag.

Sütterlin, Sabine; Hossmann, Iris; Klingholz, Reiner (2011): Demenz-Report. Wie sich die Regionen in Deutschland, Österreich und der Schweiz auf die Alterung der Gesellschaft vorbereiten können. Berlin: Berlin-Institut für Bevölkerung und Entwicklung.

Wörn, Astrid (2011): Pflegelesebuch. Leben mit Demenz ; Checkliste Pflegeheim ; positiv Pflegen. Grafschaft: Vektor-Verl.